李丽娜 著

养胃祛湿不生病

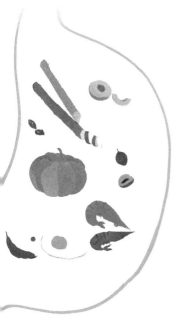

天津出版传媒集团

天津科学技术出版社

图书在版编目（CIP）数据

养胃祛湿不生病 / 李丽娜著 . -- 天津 ： 天津科学
技术出版社，2025. 7. -- ISBN 978-7-5742-3064-4

Ⅰ . R256.3

中国国家版本馆 CIP 数据核字第 2025YJ1057 号

养胃祛湿不生病
YANGWEI QUSHI BUSHENGBING
责任编辑：季　乐
责任印制：赵宇伦

出　　版：天津出版传媒集团
　　　　　天津科学技术出版社
地　　址：天津市西康路 35 号
邮　　编：300051
电　　话：（022）23332397
网　　址：www.tjkjcbs.com.cn
发　　行：新华书店经销
印　　刷：三河市嘉科万达彩色印刷有限公司

开本 880×1230　1/32　印张 7.25　字数 139 000
2025 年 7 月第 1 版第 1 次印刷
定价：65.00 元

前　言
生命的解药在你手里

胃以通为补，脾以健为运。俗话说：胃病三分治，七分养。特别是脾胃之病，最好从"胃"病先防，注重脾胃调养。

"十胃九病"的说法虽然有些夸张，但确实说明了胃病患者人群十分庞大。随着经济、社会、环境的改变，生活节奏加快和生活压力增大，特别是三年新冠疫情之后，人们面临的精神压力日益剧增，从而引发紧张、焦虑、抑郁、失落等不良情绪，而这些情绪对胃肠道功能有很大影响。根据世界卫生组织的统计数据，胃病的发病率高达 80%，而中国肠胃病患者有 1.2 亿，慢性胃炎发病率为 30%。《2023 打工人胃健康洞察报告》显示：受访人群中，94% 有过胃部不适症状，73% 曾确诊过胃部或消化道疾病，并且胃病越来越年轻化，18—35 岁患者占总患者的 65%。可以说胃病年轻化与压力、情绪密切相关，情绪会影响到胃肠道的消化功能，进而引起脾胃不适。在所有引起胃病的情绪中，焦虑是主要的情绪因素，占比达 23.8%，压力大和疲劳占比分别为 21.4% 和 18.7%。从这些数据中不难看出，脾胃病不再是中老年人的专属，而是越来越年轻化。

年轻人工作节奏快，一部分人有病先通过网络查询，按网络上的症状与自己比对，如果相同，便按网络上的建议自行买药治疗。随着自媒体的迅速发展，有专业的大夫普及各种医学知识，在某种程度上给百姓带来了一些便利。但非专业的媒体博主为了博取流量，各种治疗方法、手段也是层出不穷，给患者造成了很多的不利影响，甚至是伤害。据 2019 年 4 月 5 日的调查统计，我国每年有 250 万人因用药不当而住院治疗，19 万人因此死亡。由此可见，有病时寻求正确的专业治疗方法是非常有必要的。

脾、胃是大家经常关注的脏腑，它们是相辅相成的一对兄弟。临床上经常有人问我，脾、胃怎样才能调理好呢？很多人搞错了脾和胃的调养方法。调养脾胃的第一步，就是先分清自己到底是脾出了问题还是胃出了问题。胃不好，要清积食，靠"养"；脾不好，要祛湿气，靠"健"。脾胃好了，脏腑强了，我们身体的正气足了，身体就健康强壮了。

那么我们的正气是从哪儿来的？《黄帝内经》中说"脾胃者，仓廪之官，五味出焉"。脾为五脏之一，胃为六腑之一。饮食经过胃的初步研磨消化后，再由脾将营养物质化为气血，并运送至全身，为生命活动提供动力，可以说，脾胃负担着人一身的能量来源和营养来源。脾胃旺盛，化源充足，脏腑功能才能强盛，身体才能保持健康。脾胃还是人体气机运行的枢纽，脾胃功能协调，可以促进和调节气机的升降出入，保证生命活动的协调平衡。

此外，脾胃的功能对于人体的精神活动如感知功能、睡眠、情绪等都有重要的影响。我们的日常生活中，脾胃很容易受到伤害，比如过多地食用生冷寒凉的食物，因工作繁忙而饥一顿饱一顿，或因应酬需要而饮酒过度，或为了减肥而过度节食，由于情绪的影响暴饮暴食，或思虑过度，或缺乏运动，或过度劳累等，都会影响到脾胃的健康。脾胃的功能失常，不仅会导致各种消化系统疾病，还会引起失眠、食欲下降甚至厌食、情绪低落、疲劳、代谢综合征等各种全身性的疾病。所以李东垣在《脾胃论》中说"百病皆由脾胃衰而生"。秦汉年间成书的《黄帝内经》中已经认识到了脾胃的重要性，并形成了关于脾胃的理论体系。宋金年间，李东垣在其著作《脾胃论》中对《黄帝内经》中的脾胃理论进行了深入阐发，并提出了许多独到的见解。这些理论不仅指导着脾胃病及其相关疾病的治疗，也对中医养生产生了巨大影响。虽然中医热已经持续了若干年，但许多人对中医的脾胃理论理解不够深入，甚至有偏差。有一些人日常生活中的习惯不利于脾胃的健康，日积月累下导致了脾胃病。许多与脾胃相关的疾病，都是在不知不觉间逐渐形成发展的。生命的后天之本需要养护，生命密码需要掌握在自己手里。

我之所以写这本书，就是希望更多人能解开生命密码，了解中医脾胃理论，了解保护脾胃的重要性，知道如何避免在日常生活中伤害脾胃，学会通过饮食、中药、经络穴位、运动等方式调理脾胃。九层之台，起于累土。特别要注意的是，脾胃病不是一朝一夕形成的。

俗话说，脾胃病三分治七分养。脾胃的调养需慢养，贵在坚持，不可追求速效。最后要提醒的是，由于每个人都有其独特性，体质、所处环境、工作节奏、生活方式等诸多因素的影响，所产生的病源也有所不同。所以中医治病养生讲究辨证施治，辨证调养，一人一方，一人一法，因人施治。本书所列的各种治疗方法、调养方法供您参考，做到"胃"病先防，注重脾胃调养。

目录

第六章　　常见脾胃症状的
　　　　　中医认识与调理

预备知识 1　中医眼中的人体物质组成——
　　　　　　精、气、血与津液

预备知识 2　中医眼中的人体生理学——藏象与经络

第一章

脾胃为后天之本，
气血生化之源

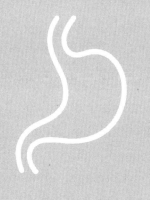

脾主运化——脾胃是生命根本

脾主运化。脾胃是生命根本，这一观点在中医理论中有着重要的地位。脾胃被称为"后天之本"，是人体气血生化的关键。脾胃的主要功能是将饮食转化为气血，供给全身各个器官和组织，确保身体的正常运转。那么，脾胃在我们生命运行中究竟有着怎样的功能？如果脾胃出现问题，会影响我们身体的哪些方面？下面我就这些问题谈一谈。要弄清这些问题，首先需要了解脾胃的含义及其功能。

脾主运化的含义

很多人都知道脾主运化，那么脾运化的是什么呢？脾运化的主要是我们摄入的所有的食物和水，中医把它们统称为"水谷"。

所谓的水谷，包括谷类、蔬菜、水果、肉类、蛋、奶、水、饮料等。人们摄入的这些食物，都需要经过脾的转化，将其中精华部分（也就是中医所说的"水谷精微"）吸收进来，再通过经脉输送到心肺等脏腑，生成气血津液。

脾运化水谷的过程大致分为三个阶段：

首先，脾帮助胃、小肠将食物分解消化成精微和糟粕两个部分。

其次，脾可以帮助胃肠道吸收水谷精微。

最后，脾将吸收的水谷精微转输到其他四脏，分别化为精、气、血、津液。在内可以濡养五脏六腑，在外可以滋养四肢百骸、皮毛筋肉。

水谷精微所化生的精、气、血、津液等是组成人体的基本物质，也是人赖以生存的物质。只有脾的功能健旺，水谷精微充盛，人体才能得到足够的营养，才能健康，所以说，脾为后天之本，气血生化之源。

胃主摄纳、腐熟水谷

俗话说，胃口好，人就好，吃嘛嘛香。可见胃在我们身体运行中的重要性。在中医的理论体系中，胃是六腑之一，位于人体中焦。主要功能是收纳腐熟水谷并具有通降作用，可以把食物传送到小肠。脾与胃合，称为后天之本，在维持人体正常生命活动中扮演着十分重要的角色。

接受外来的食物是胃最重要的功能，《黄帝内经·灵枢·五味》中说："胃者，五脏六腑之海也，水谷皆入于胃。"胃还有储存食物的功能，也被称为"太仓"。所以说，胃主受纳，也就是接受容纳食物的意思。胃的受纳不单单是被动地容纳，还有主动摄入的意思，所以有时也被称为"摄纳"。我们常说的胃口好，食欲好，实际上就是指胃的摄纳功能好。

食物进入胃后，便开始进入消化程序。胃会进一步将食物研磨、消化，形成食糜，这一功能，中医称为"腐熟"。

胃的摄纳和腐熟水谷的功能正常，胃就能够正常地消化、吸收和排空，表现为食欲正常，口气清新。

胃以降为顺

胃的生理活动要靠气的推动。在胃腑，气的运行趋势是下降的，胃气的下降可以保证胃肠的通畅，使食物运行畅通无阻，也就是我们常说的"胃主通降"。胃气旺盛，推动胃中的食糜下行，进入小肠进行消化吸收，胃才能正常排空，人才会产生食欲。此外，小肠将食糜中的营养物质吸收后，其残渣被下输至大肠，大肠则负责将糟粕（粪便）排出体外。在这一过程中，胃的通降作用起到了关键作用。如果胃气不降，不仅影响到胃的排空，也会影响大肠的传导。

胃　气

胃气指的是什么

胃气在中医学中是一个含义模糊的概念，在一些中医古籍中，胃气也被称为"元气""谷气""清气""生发诸阳之气"。它没有局限于"胃"这个器官本身，而是概括了脾主运化，胃主摄纳、腐熟水谷的功能。《黄帝内经·素问·玉机真藏论》中说："五脏者，皆禀气十胃。"《中藏经》也说："胃气壮，则五脏六腑皆壮。"历代医家都强调胃气的重要性。胃气旺盛，脾胃消化、吸收水谷的功能正常，人的身体才能健康。因此，中医在疾病的诊断、治疗以及日常养生中都特别注重保胃气。

如何知道胃气是不是正常呢

　　胃气的正常与否，反映在食欲、食量、舌苔、脉象等方面。胃气充盛，则食欲良好、食量适中、舌苔正常，脉象和缓有力，不快不慢。《诸病源候论·胃病候》说："胃气不足，则饥而不受水谷，飧泄呕逆，是为胃气虚也。"胃气受损，最直接的表现就是食欲下降，也有人表现为有饥饿感但食量小。临床上常见到这种病人，知道饿，但是一吃就饱，吃得少，这是典型的胃气虚的表现。

　　食欲不佳，没有足够的水谷精微滋养脾胃，脾胃虚弱，更加没有食欲，如此恶性循环，自然身体不会强健。需要注意的是，胃气虚所致的食欲不佳是一个长期存在的症状，偶尔出现的食欲不佳不是胃气虚的表现，往往是由于食积，这一现象在儿童当中多见，老年人中偶尔可见。

细节处养脾胃

均衡饮食

我们的祖先很早就认识到，均衡的饮食有利于身体健康，也有利于脾胃。《黄帝内经·素问·藏气法时论》说："五谷为养，五果为助，五畜为益，五菜为充，气味和而服之，以补精益气。此五者，有辛酸甘苦咸，各有所利，或散或收，或缓或急，或坚或软。四时五脏，病随五味所宜也。"这段话告诉我们，人的饮食结构应该以谷物为主，其次是果实、蔬菜和肉类。这里的"五谷"指的是各种谷类和豆类，也就是我们常说的五谷杂粮。古代医家认为五谷能养五脏真气，在人们的饮食结构中是排在第一位的。《中国居民膳食指南》的第一条就是"食物多样，谷类为主"，强调人们日常所需能量的主要来源是谷物。

"五畜为益"指的是适当食用肉类，能够为人体提供优质的蛋白质和维生素等营养元素。从中医的角度看，不同家禽家畜的肉有不同的性味，对人体有不同的补益作用。比如猪肉滋阴养血，羊肉补阳、温暖脾肾，牛肉补脾益气，鸡肉温中补气等。但"五畜适为益，过则害非浅"，过量食用肉类会加重胃肠负担，导致摄入的营养成分比例失衡，引起代谢紊乱，进而产生一系列问题。

水果和蔬菜为人体提供了膳食纤维、微量元素等营养成分，是饮食中不可或缺的组成部分。从中医的角度来看，蔬菜和水果性味各不相同，对人体脏腑的作用也不同。比如大枣、山药和莲子等都具有补益脾气的作用；梨、西瓜等具有清热滋阴润肺的作用；香蕉具有润肠通便的作用。根据自己的体质，选用适当的谷物、蔬菜、水果以及肉类进行搭配，可以补益脾胃，调和脏腑阴阳气血，进而达到养生、延年益寿的作用。

水果含有丰富维生素、氨基酸和花青素，很多人都认为多吃水果对身体好。然而，水果虽好，但并非所有人都适合食用。

临床上，我的一些病人问我："吃水果对身体有好处，但我吃了水果后经常不舒服，这是为什么？我还能不能吃水果了？"这需要根据个人的体质和脾胃的功能来具体分析，是吃了所有的水果都不舒服，还是吃某些水果不舒服。从中医的角度来讲，水果属于生冷的食物，如果是吃所有的水果都不舒服，那么这个人大概率是脾胃虚寒体质。这种体质的人生吃水果容易出现胃胀、反酸，甚至腹痛腹泻等症状，加重病情。这个时候，可以把水果煮熟食用，以减轻上述症状。

如果只是吃某些水果后不舒服，那么要考虑这些水果的性味功效是否适合其体质。比如，大枣具有补益脾胃的作用，但如果平素就有腹胀症状，吃大枣容易加重不适。又如，素体虚寒的人平时怕冷，胃肠也怕凉，就不适合吃寒性水果，如西瓜、甜瓜、梨、葡萄等。拿我来说，我平时就有反酸烧心的症状，酸性太强的水果比如山楂、猕猴桃、柠檬等就不适合我食用了。

还有一些人胃肠比较敏感，空腹吃香蕉、猕猴桃、李子等水果，容易引起反酸、烧心等症状。此外，部分人对芒果、菠萝、草莓等水果容易产生过敏反应。柑橘类的水果味道甜美，广受欢迎，但它们含有的一些成分可能与多种药物相互作用，影响药效，所以，长期服用药物的人应该咨询药师，确认药物是否与柑橘有相互作用，如果有的话，就要少吃或不吃这类水果。如果没有上述问题且平时身体健康，水果可以随意吃，只要注意避免过量食用就可以了。

蔬菜的选择要根据个人体质来定

除了凉拌菜，我们日常食用的蔬菜大多是炒熟或煮熟的，虽然它们不属于生冷食物，但蔬菜的选择仍要根据个体的情况来，不能一概而论。从中医的角度来看，许多蔬菜性味寒凉，甚至有些蔬菜本身就是具有清热解毒功效的中药材。这些蔬菜不适合脾胃虚寒的人群食用，例如那些平时就容易觉得胃部寒凉，着凉就胃疼的人应该避免食用苦瓜、冬瓜、黄瓜、佛手瓜、丝瓜、折耳根（鱼腥草）等性味寒凉的蔬菜。相反，平时容易上火、起口疮、牙疼的人则应避免食用热性的蔬菜，比如韭菜、韭黄、洋葱、茴香、香菜、青蒜、蒜苗等就属于温热性味的蔬菜。

不少人很喜欢吃野菜，大多数野菜的性味比日常蔬菜更为强烈。比如，野蒜（小根蒜）、密花小根蒜、团葱、野蒜、野乌葱（就是中药薤白，属于辛苦温的中药，具有通阳散结、行气导滞的功效），沙葱、野韭菜的性味与薤白类似，这几味野菜对脾胃虚寒的人是有益的，但如果平素胃热盛，吃这些菜很容易上火，引发口疮、牙痛、痤疮等症状。

肉类的选择

肉类富含脂肪和蛋白质，是身体必需氨基酸的重要来源，因此在饮食中是不可或缺的成分。肉类的消化难度要高于谷物和蔬菜，过量食用肉类会加重胃肠负担。另外，从中医的角度来讲，动物不同，肉的性味也是不一样的，如果能够根据个人的体质选择合适的肉食，对身体大有裨益。

比如，中医认为羊肉甘温，入脾肾两经，具有暖中补虚、补中益气、开胃健脾的功效，素体虚寒的人多吃些羊肉是有好处的，如果能坚持吃一段时间，还可以改变素体虚寒的体质。我曾经有一位病人，是位平时怕冷、脾胃虚寒的老太太，着凉或吃凉的东西都会腹泻，吃苹果都需要煮熟了吃。后来老太太听人说羊肉可以暖脾胃补阳气，就每天吃一两羊肉，坚持吃了几个月之后就没有那么怕冷了，而且脾胃也好起来，吃一些常温的水果、喝常温的水也没有问题了。不过，因为羊肉会助热，如果素体阳盛，过量食用反而容易"上火"，引发口疮、痤疮、牙龈肿痛等一系列问题。

我们常吃的肉类中，猪肉、鸭肉、兔肉都是性寒凉的，适合阳盛和阴虚体质的人，脾胃虚寒的人不宜多吃。而牛肉味甘、性平，没有性味偏适，适合大多数人。不过牛肉不易消化，多食容易致食积，这一点大家要注意。身体强壮的年轻人，如果过量食用高热量的牛羊肉、羊奶、奶酪，也是很容易"上火"的，特别是在夏季，更容易发生这种情况。

谷物的选择

正常情况下，米面是我们常吃的主食，对脾胃来说是最容易接受也是最好消化的食物。许多人喜欢吃粗粮，比如玉米、高粱、小米、莜麦、各种豆类等，这些食物对胃来说并不是很好消化，所以平常身体健康的人，以及胃口好的人，可以根据自己的喜好随意搭配各种谷物。但如果平时容易出现胃胀、反酸烧心等问题，应避免食用粗粮。一些膳食纤维高的食物如红薯、玉米等，多吃容易引起反酸或腹胀，建议控制食用量。

吃米还是吃面，要根据所处的环境和个人的体质来选择，总体来讲米性寒，面性温。如果平时怕吃寒凉的食物，或是吃了寒凉的食物出现胃肠不适的症状，那么多吃面要更合适一些。但也有例外，我曾接诊过一个病人，他是南方人，从小很少吃面食，他说吃面后胃里会不舒服。如果是这种情况，建议按平时的饮食习惯来就好。

从中医的角度来看，各种谷物都有自己的性味归经，适当选择对身体是有好处的，例如，平时大便不容易成形，胃口不太好，不太想吃东西，又没有明显的肚子胀，这种情况属于脾气虚，那么可以选择山药，坚持吃一段时间，上述症状都会有改善。要注意的是，我们要选择铁棍山药，也就是中医所说的怀山药，炒菜用的那种山药是没有太多的药效的。还有一点是，煮粥用的山药应该是炒过的，也就是我们中药店里的炒山药，而不是从菜市场里买来的生铁棍山药。当然也可以用薏米煮粥，这个时候要用炒薏米而不是生薏米。如果平时胃肠的湿热比较重，舌苔黄厚腻，生薏米要比炒薏米更加合适。

饮食有节

很多人，特别是年轻人，遇到好吃的就喜欢多吃一些，其中就包括很多不好消化的食物，比如蛋糕、油炸食品、肉类、海鲜等。这些食物营养丰富，但是过量食用会增加胃肠负担，胃肠需要花费更多时间去处理这些食物。偶尔为之，胃肠能够适应，但长此以往，轻则损害胃肠功能，出现胃肠运动迟缓、消化不良等症状，重则可能引发胃痛、胃胀等问题，甚至导致胃炎、胃溃疡等疾病。

还有一些人，特别是小孩子，遇到喜欢的食物就吃得很多，遇到不喜欢吃的、不爱吃的就少吃或者不吃，也就是说他们容易出现饥一顿饱一顿的现象。还有一些人因为工作繁忙，不能按时吃饭，也会出现类似的问题。这种情况对胃肠伤害很大，因为胃肠是有记忆的，它会在我们日常进食之前做好消化的准备工作，比如开始分泌消化液、加强蠕动等。如果没有按时进食，分泌的消化液会对胃肠造成伤害，这也是许多人不按时吃饭时会出现胃疼、胃胀的原因。

要特别注意的是，饮食有节并不等于饥饿。如果控制饮食导致体重持续下降，说明热量摄入不足，需要适当增加饮食量。

那么每顿吃多少合适呢？俗话说"吃饭七分饱，健康活到老"。一般来讲，进食的时候吃到有饱腹感，但觉得还能再吃一些的时候，就是合适的量，这样既能获得充足的营养，又不会给胃肠增加负担。另一个判断的标准是，在第二餐有轻微的饥饿感，说明第一餐的食量就是合适的。

所以，规律进食、每餐适量是对胃肠很好的维护。我有一位亲戚，30多岁时因为经常加班熬夜，饮食不规律，出现胃胀、食欲不振、反酸等症状。中药治疗效果并不好，吃药期间胃病不会发作，但停药一两周后仍会复发。由于多次反复，他也没有治疗的信心了。后来他换了工作，能够按时回家吃饭，而且家中饮食清淡，很少吃刺激性的食物。三年后，他的胃胀症状有明显改善。我经常跟别人说，胃病"三分治，七分养"，关键就在于规律饮食、适量进食，避免刺激性的食物。

细嚼慢咽

胃肠道的一个重要功能是将食物与消化液充分混合，推动食物缓慢通过胃肠道，这样食物才能被充分消化和吸收。

细嚼慢咽，一方面，咀嚼动作促进消化液的分泌；另一方面，食物被牙齿切割成更小的颗粒，形成的食糜也更细腻，更容易被推动并与消化液充分混合，从而提高营养物质的吸收效率。所以说，细嚼慢咽有利于减轻肠道负担。

细嚼慢咽可以延长进食时间，减少进食总量，并且吃完后的主观食欲并没有太大的差异，有助于避免过量进食、控制体重，并维持健康的饮食习惯。

此外，细嚼慢咽还有一个神奇的作用：增加热量消耗。2021 年发表在《自然》（Nature）上的一项研究证实，彻底地咀嚼食物可能有助于预防超重和肥胖。

这项研究发现，味觉刺激（品尝与咀嚼），更容易引起"食物热效应"[1]。所谓的食物热效应，是指人在摄取食物的过程中，因为消化、吸收、代谢等额外引起的能量消耗。

研究人员对受试者进行了三项试验：

第一，在 30 秒内直接喝完可可饮料；

第二，将可可饮料含在口中品尝 30 秒，但不咀嚼，然后吞咽；

第三，以每秒 1 次的频率咀嚼可可饮料 30 秒，然后吞咽。

实验发现，相比直接喝下可可饮料，增加品尝和咀嚼时间能显著增加受试者产生的食物热效应，也就是说，彻底咀嚼食物可能是预防超重和肥胖的有效策略。

关于每一口食物要咀嚼几次，咀嚼多长时间，并没有确切的说法或标准，因为这取决于食材本身的坚硬度与黏稠度，以及每个人的牙齿状况，但可以有意识地将食物咀嚼成半液体的黏稠状态，再进行吞咽。

至于每顿饭的用时有明确建议，《中国居民膳食指南》推荐：

早餐，用时在 15—20 分钟；

午餐、晚餐用时在 20—30 分钟。

饮食适寒温

俗话说"民以食为天"，人是铁，饭是钢，所以吃饱历来是人们的第一需求，一顿美食不仅可以带来味觉的享受，还可以成为一种精神上的慰藉和放松。中华饮食文化博大精深、源远流长，在世界上享有很高的声誉。孔子曾经将美食的制作过程描述为"食不厌精，脍不厌细"，对粮食的精耕细作提出了自己的观点，这反映了他对于饮食的要求很高——不仅美观，还要好吃才行。孙中山先生讲"辨味不精，则烹调之术不妙"，将对"味"的审美视作烹调的第一要义。《晏子春秋》中说："和如羹焉，水火醯醢盐梅，以烹鱼肉，燀之以薪，宰夫和之，齐之以味。"总之，先人对于美食的要求很高，每一口美食都是对味觉的极致挑战。因此，中国美食的种类十分丰富，由于地域、环境、个人喜好等不同，对美食的体验也是不同的。

日常生活中，很多中国人喜欢吃"烫"的食物，比如刚出锅的饺子、刚煮好的面条等，都讲究趁热吃。刚出锅的食物香气扑鼻，不仅能带来食物的香味，更能增加人们的食欲。热食入口能刺激人们的味蕾，增加对食物的向往和美的享受，从而带来舌尖上的美味和享受的愉悦感。然而，很多人不知道的是，这样的饮食习惯可能对身体造成很大的伤害，尤其会对食道和胃黏膜造成不可逆的损害，甚至引发癌变。

2016年国际癌症研究机构（IARC）明确表示，超过65℃的热饮被归类为2A类致癌物。人体的消化道适宜的温度与人体温度非常接近，在36.5℃—38℃。人的口腔黏膜适宜的温度是10℃—40℃，很多人在吃烫的食物时，温度过高就会导致口腔黏膜烫伤，掉一层白色黏膜下来。因为食管的感觉比口腔迟钝，食管能耐受的最高温度是50℃—60℃，而人的口腔部分耐热温度在65℃—70℃，食道黏膜耐热温度在45℃—50℃，胃黏膜耐热温度在40℃。如果超过这个温度，食道黏膜就会被灼伤，但食管对温度的神经敏感性较低，所以人们往往在出现灼伤后并没有明显感觉。如果长期进食烫的食物，神经对热的敏感度也会逐渐降低，这就是为什么很多人习惯了吃很烫的食物后，却没有什么不舒服的感觉。食管黏膜偶尔烫伤几次能够很快自我修复，但反复的黏膜破坏就会引起局部的慢性炎症，可能出现各种问题：如反复食管发炎、食管出血甚至导致食管癌。所以人们要把控好食物的温度，及时调整不良的饮食习惯，不能为了图一时的痛快，贪图一时的享受而对身体造成损伤。

那么，我们在生活中应该如何掌握食物的温度呢？

不同温度的食物带给我们的感觉是不一样的。一般来说，37℃—40℃的食物会让口腔和食管比较适宜且舒适，这个温度刚刚好。50℃—60℃的食物会让口腔和食管感到稍微有点烫，吃下超过65℃的食物会让人觉得"烫嘴"。因此，为了不损伤我们的消化道，尽量将食物温度控制在接近我们体温的温度，也就是在37℃—40℃，这样既不损伤消化道，也不会影响美食的口感体验，有助于我们的身体健康。

那么，我们平时在饮食上都要注意哪些细节呢？建议记住几点：第一，刚出锅的饭菜不要着急"趁热吃"，特别是刚出锅的饺子，凉5—10分钟，先用嘴尝一下，等温度合适后再食用；第二，开水烧开后晾凉10分钟左右再喝；热茶也不能太烫，温度合适再喝；第三，吃火锅时，涮好的食物不要马上吃，蘸料后等几秒钟再入口，这样更安全，不至于烫伤口腔黏膜；第四，食用汤圆、丸子、豆腐这类食物更要注意。俗话说"心急吃不了热豆腐"，即使外部感觉是常温的，内部含有汤汁的部分可能还是滚烫的，可以把食物破开凉一下，等汤汁溢出晾凉后再吃。

热食需要把控，那么对于那些生冷的食物，我们又该怎样把控呢？

　　许多中医都会嘱咐患者不要吃生冷食物。这里"生"指的是未经过加热的食物，如水果，凉拌菜，生食的鱼、肉、蛋等。"冷"则指那些低温食物。很多老人也会经常嘱咐子女、孙辈不要吃凉的食物，不少家长即使在炎热的夏季也严禁自己的孩子喝冷饮、吃冰激凌，担心会损伤脾胃。这样做到底对不对呢？是否需要严禁生冷食物和饮料呢？

　　实际上，我们的脾胃没有那么娇气。如果食品、饮料中所有的食材都是干净的，只要控制好量，大多数人吃生冷食物都是没有问题的，甚至还有些好处。如果水果蔬菜，包括生吃的肉类没有处理干净，被致病细菌污染，或者制作冰镇饮料的冰块细菌超标，吃了这样的食物或冷饮，就很容易出现拉肚子、肠胃不舒服的情况。这就是西医常说的急性肠胃炎，病因是细菌污染，与食物的温度没关系。对于正常人来说，低于体温的食物进入体内后，会加快胃肠蠕动速度，但这种刺激对胃肠道来说很轻微，只要不过量，一般是不会引起胃肠症状的。

　　但是对于部分患有肠胃易激综合征等特定类型的人及年龄较大的人来说，低温食物会刺激胃肠道，也会对胃肠道蠕动造成一定的影响。有些人会表现为胃肠蠕动加快而导致腹痛、腹泻、腹胀，也有一些人仅表现为腹胀。这部分人不光对冷的食物敏感，对不好消化的食物、易产气的食物或有刺激性的食物都较为敏感，容易引起胃肠症状。综上，低温食物确实会对胃黏膜造成损伤。主要是因为低温会减少胃部供血，使胃的蠕动变缓，从而减少胃酸的分泌，这在一定程度上会影响消化和吸收。但它也有一定的优势，比如利用低温方法治疗胃溃疡。如果吃大量的低温食物，长时间使胃处于低温状态，会对胃黏膜细胞及相应的保护机制产生影响，导致胃黏膜受损。而如果喝的是碳酸冷饮，生成的二氧化碳会加重胃的胀气。

我们说了这么多低温食物对人体的影响，那是不是就不能吃低温食物呢？从理论来说，喝冰水确实可以对胃产生一些影响，但人体自身的调整能力是非常强大的。人类是恒温动物，有着一整套体温调节机制来维持体温的恒定。通常情况下，在人体体温调节机制的运作下，人的体温通常维持在37℃左右，即便喝了几口冰水，从嘴到肠胃的过程中，冰水的温度也会自动调到接近人体的体温。其实，只要不是短时间内持续大量地喝冰水，它们是不会将温度降到太低的，因此影响并不显著。

在不影响人体胃肠功能的前提下，适当吃些低温食物还是有一定益处的，比如在高温天气可以预防中暑。这是因为冷水可以直接降低我们的核心体温，让人感到凉快。在气温太高时，由于炎热往往导致食欲不振，冷饮的加持反而会让食欲变好，另外，冰水还有止痛、提神等功能。即便如此，我们也要适度，切不可贪吃。

不可否认，饮食不当，生冷的食物确实会损伤脾胃的功能。那么，生冷食物该如何食用呢？

第一，选择新鲜食材：新鲜是生冷食物的关键，尤其是肉类和海鲜类食材，要了解食材的来源和加工过程，选择信誉良好的商家购买，以确保食品安全。

第二，注意食品卫生：确保生冷食物的清洁度和安全性，避免食用受到污染或者携带细菌、寄生虫类的食物，放入冰箱存放时，要注意避免与其他食物交叉污染。

第三，注意个人体质：每个人的体质不同，对生冷食物的耐受程度也各异，有些人可能更容易受到生冷食物的影响，应根据自身情况食用。

第四，适量食用为宜：尽管生冷食物有其独特的魅力，但考虑到食品安全和营养均衡，应适量食用，特别是对于生肉和半生肉等高风险食物。

减少饮酒的伤害

杯中乾坤大，酒里岁月长，浅酌慢饮，尽享人生。一壶好酒，能让陌生人变成朋友；一份真挚的友情，能让朋友变成知己。酒与友情，都是生活中不可或缺的佳酿。酒是友情的催化剂，能拉近心与心的距离，让彼此更加了解、更加信任。这种琼浆玉液，古往今来都承载着人们深厚的情感和依赖，在人际交往中更成为沟通的桥梁和情感的纽带，使它在社交场合中成为不可或缺的饮品。

酒虽是好东西，但要适度，如果过量饮酒，特别是长期大量饮酒，甚至达到酗酒的程度，势必会对身体造成伤害，因此我们要对饮酒适当把控。酒精的吸收与消化因人而异，但总体来说，我们身体对酒精的吸收是这样的：口腔黏膜仅能微量吸收，胃部吸收酒精的 10%—20%，小肠部分吸收酒精的 75%—80%。

　　进入肠道的酒精，20% 会直接进入血液被身体吸收，剩下 80% 吸收的速度取决于饮酒的量。由此可知，我们喝入的酒，除了微量酒精被口腔黏膜吸收外，首先要停留在胃里，然后进入十二指肠，接触胃、肠黏膜。如果酒精的浓度超过 20%，就可能引起胃肠黏膜损伤。在显微镜下能够细致观察到，酒精会导致胃黏液层变薄，黏膜上皮细胞坏死，胃黏膜下微血管内皮损伤、栓塞，组织缺血血氧坏死，从而引起胃黏膜糜烂或溃疡。如果长期大量饮酒可能会引起胃炎、胃溃疡甚至胃出血。一方面，酒精进入肠道后，会破坏肠道黏膜的完整性，导致肠道黏膜受损，通透性增加，容易让肠道内的有害物质进入体内。另一方面，酒精还会破坏肠道微生物群中有益细菌和有害细菌的平衡，进而影响免疫系统和神经系统的功能。

　　临床上，饮酒引起的常见消化系统疾病有：

　　胃酸反流：我们常常会遇到一个人如果过量饮酒会出现呕吐的情况。这就是典型的胃酸反流，是因为大量饮酒后，在酒精的作用下，下食道括约肌放松，而下食道括约肌的功能是抑制胃酸倒流到食道。在酒精的作用下，括约肌放松后无法正常工作，闸门把不住了，喝进去的大量酒又被释放回食道，就出现了胃酸反流，这也被称为胃灼热。偶尔一次可能问题不太大，但要是常常大量喝酒，反复发生胃酸反流，可能会演变成慢性的严重问题，导致巴雷特食管或食道癌，甚至有可能威胁生命。

肠漏：肠漏是指肠道黏膜细胞产生间隙，使许多未完全分解的食物分子、过敏原、肠道细菌毒素，甚至细菌等渗入淋巴液及血液中，引发免疫失调，产生许多慢性症状，包括皮肤过敏、鼻子过敏、气喘、头晕、头痛、慢性疲劳、肠易激综合征、自身免疫疾病、肌肉疼痛、关节炎、抑郁症等，每个人的肠道里都有益生菌和对身体不好的有害细菌，正常情况下二者处于平衡状态，维持肠道微生态稳定，维护肠道的正常功能。饮酒过多会破坏这种平衡，导致有害细菌比例升高，益生菌比例下降。过多的有害细菌会引起肠道的炎症，导致"肠漏"。过量饮酒不仅破坏肠道微生态的稳定，而且直接破坏胃肠黏膜屏障，导致肠道渗漏，严重时会导致腹泻。临床上，很多患者向我反映，自己饮酒后第二天大便会变得不成形且黏稠，要2—3天才能恢复正常，这就是饮酒后导致的胃肠黏膜破坏—修复的过程。

通常，过度饮酒会给我们带来很多危害。

我们最常见的胃病可能就是胃炎了。那么胃炎是怎么发生的呢？

胃炎：从字面上解释就是胃部发炎了。这是因为胃黏膜遭到破坏而引起的炎症。比如饮酒过量，酒精破坏了胃黏膜的分泌，从而引起胃部发炎。如果胃炎反复发作，会增加严重疾病的发生风险，比如胃溃疡、贫血甚至胃癌。胃炎通常表现为恶心、呕吐、腹痛等，如有这些症状及时就医。

腹胀：过量饮酒会造成腹胀。无论是白酒、葡萄酒还是啤酒等各种类型的酒，饮量过度都可能会破坏糖的消化和肠道菌群的平衡，引起肠道正常真菌的多样性变化，特别是一种叫念珠菌的真菌过度生长，增加肠道气体产生，从而导致腹胀，因此再好的酒都要适度饮用，才能保证身体健康。

肝脏的损伤：过量饮酒对肝脏的损伤也是不容忽视的。由于大量喝酒，酒精在肝脏代谢中会转化成脂肪并储存起来，导致脂肪在肝脏中堆积，造成酒精性脂肪肝或酒精性脂肪肝炎。肝脏在分解酒精时会产生毒素，酒精量越大，产生的毒素越多，这样就会对肝细胞造成损害，并促进炎症的发生。患有酒精性脂肪肝的人通常可能没有明显症状，也感觉不出不舒服，但如果毒素长期积累，没有引起足够重视，堆积久了，可能会导致肝脏功能衰竭、肝硬化甚至肝癌的发生。如果长期过量饮酒，要定期进行体检，通过血常规检查及早发现问题。如果查出酒精性脂肪肝，应及早干预治疗，调整生活方式，尽量减少饮酒或不饮酒，合理安排健康饮食，保持生活作息规律，增加体育锻炼，这些都有助于减少肝脏的脂肪量，改善肝脏的健康。

胰腺的损伤：大量饮酒不仅伤害肝脏，还会对胰腺造成损害。因为酒精在胰腺中代谢会产生有害的副产物，造成胰管的损害，不仅如此，还会造成被释放到消化道的酶在胰腺内部积聚，并开始消化胰腺本身，导致胰腺发生炎症，造成胰腺炎。严重时会引起急腹症，甚至危及生命。如果每天饮酒 4—5 次，并且持续 5 年以上的人群，患因酒精导致的急性胰腺炎的风险是正常人的 4 倍。

那么如何把控好酒量，才能减少喝酒对胃的伤害呢？

第一，最理想的就是不喝酒，什么类型的酒都做到滴酒不沾，这样可以完全避免酒精对胃的伤害。

第二，如果无法做到滴酒不沾的话，就要尽量少喝酒，降低频率，减少参加酒局的机会。如果实在要喝，可以选择低度酒，比如红酒、啤酒等。啤酒尽量喝常温的，避免冰镇；白酒建议温热后再喝，建议饮用温度为 20℃—30℃，这样既能保持酒的口感，不破坏酒的香醇，温度也不会对胃造成太大的刺激。

第三，切忌空腹喝酒。喝酒之前最好吃点东西，服用一些对胃黏膜有保护作用的食物或保护剂，以减少酒精对胃黏膜的伤害。通常黏膜保护剂包括达喜、硫糖铝、麦滋林、瑞巴派特、惠加强等。有研究证明，使用这些胃黏膜保护剂后可以减轻酒精对胃的损害。还可以多吃些清淡菜肴和水果，如新鲜的葡萄、煮咸花生米、糖拌西红柿、大蒜麻汁拌黄瓜等。

第四，喝酒后要大量喝水，这样可以稀释体内的酒精浓度，加速其排出体外，从而减轻酒精的伤害。很多人喝酒后不吃主食，这样对身体也是不好的。酒后还应该吃些容易消化的食物，比如一碗面条就很好。此外，还可以吃些新鲜的葡萄或草莓，新鲜的葡萄中含有丰富的酒石酸，它可以和酒中的乙醇发生作用形成酯类物质，从而降低体内乙醇的浓度，达到解酒的效果。葡萄的酸甜可以有效缓解酒后反胃、恶心的症状。另外，葛花、枳椇子等中药也有一定的解酒功效。

如何喝茶、咖啡

很多人都喜欢喝茶或咖啡，也有人两种都喜欢，年轻人则偏爱喝奶茶。有人说不管是茶也好，咖啡也好，奶茶也好，对身体都不好，特别是会影响胃肠功能。那么，咖啡、茶和奶茶究竟会产生多大影响呢？我们该如何饮用它们呢？

先说说咖啡。

众所周知，喝咖啡能够通便。这是因为咖啡里的一些成分可以促进胃泌激素的分泌，刺激肠道活动，增强胃肠动力。但通便的效果就因人而异了：有些人平时便秘，喝了咖啡后排便会稍微顺畅一些；有的人胃肠敏感，喝了就会立刻如厕，严重的伴腹泻，特别是平素大便不成形的人；还有些人喝后毫无反应。

有些人担心烘烤后的咖啡会致癌。关于这个问题，科学家们也走过弯路，最初认为咖啡豆在高温烘烤下，会产生致癌物丙烯酰胺，因此将咖啡列入了致癌物质的行列，但随着研究的不断深入，科学家们发现咖啡并不会致癌。首先，致癌物导致肿瘤的条件是足够大的剂量。丙烯酰胺虽然是致癌物质，但烘烤后的咖啡中含量很低，一个成人每天要喝上几十上百杯的咖啡，才能达到致癌剂量，这么大的饮用量对普通人来说是难以实现的。其次，丙烯酰胺普遍存在于油条、炸薯条、烧烤等煎炸的淀粉类食物和烘烤的肉类中，一杯咖啡中的丙烯酰胺含量与这些食物相当，因此单独强调咖啡致癌是很不合理的。最后，也是最重要的一点，国际癌症研究机构将丙烯酰胺列为 2A 类致癌物质，这意味着它致癌的证据并不足，也就是说虽然在动物试验中具有明确的致癌作用，在人群研究结果中尚无定论。

很多中医认为咖啡是刺激性饮品，尤其是空腹喝会伤胃。我们刚刚讲了咖啡通便的原因，咖啡确实会刺激胃，浓度越高对肠胃刺激越大。但咖啡不损伤胃黏膜，对胃肠蠕动的影响也是可逆的，而且咖啡引起的胃肠反应有多大，是因人而异的，即使长期饮用也不会导致胃肠道疾病。需要注意的是，对于胃肠道健康的人来说，喝咖啡最多只会加速胃肠蠕动，但早上在空腹的状态下喝咖啡可能导致胃酸分泌过多，损伤胃黏膜，引起烧心或反酸。所以，想在早上喝杯咖啡提提神，最好吃完早饭后再喝。对于本来患有胃食管反流、胃溃疡等胃肠道疾病的人群来说，喝咖啡可能会加重反酸、烧心等症状。

虽然咖啡不会导致胃肠疾病，但再好的东西也得适量。所以，咖啡饮用时仍需要注意几点：

第一，很多人对咖啡都情有独钟。

每天喝一两杯是常事，有的人更是贪杯。虽然目前没有确凿证据能证明咖啡会导致骨质疏松，但据目前研究的大致方向来看，咖啡中的咖啡因可能与钙的流失和骨密度降低有关。人体在 30 岁左右骨量达到峰值后会逐渐下降，因此 30 岁以上的咖啡爱好者需要把控好量，适度饮用，以预防钙的流失和骨密度降低，做到未病先防，有利于健康。

第二，喝咖啡真的可以造成肥胖。

喝咖啡真的越喝越胖吗？那咖啡里含有什么成分呢？咖啡一直被人们认为是纯天然、低热量的饮品。有的人喝咖啡就不长肉，有的人喝咖啡却蹭蹭长肉。这是什么原因呢？其实这和喝咖啡的习惯有关。纯美式咖啡的热量的确很低，一杯约 500 毫升的纯美式咖啡热量在 15—20 千卡。这样喝一杯低热量的纯咖啡的确是一种享受，而且不会长肉。但有很多人享受不了纯咖啡的苦味儿，于是加点糖、再来点奶油以增加口感，这样热量一下子就上去了。为了好看、美观，现在流行加各种糖浆，再添加奶油装饰，这样更增加了咖啡的热量。如果这样喝咖啡，你不长肉才怪呢。

那么，每天喝多少咖啡比较合适呢？人们对咖啡或咖啡因的反应存在个体差异，也就是说因人而异，这与人的植物神经系统的功能和对咖啡因的代谢能力有关。另外，不同剂量的咖啡因引起的反应也不同。一般而言，低剂量到中等剂量的咖啡因（50—300毫克）会提高警觉性、精力和注意力，而高剂量可能会产生负面影响，如导致焦虑、烦躁、失眠和心率加快。所以每日咖啡因摄入建议不超过400毫克，也就是以2—3杯咖啡为上限。

茶是中国传统饮品，也是公认的健康饮品，日常生活中不少人喜欢喝茶，每天喝2—3杯，不仅解渴好喝还很惬意。如今越来越多的人接受了茶是天然健康饮品的观点，也慢慢开始喝茶。喝茶确实有很多好处。其中之一是可以改善代谢功能。

2022年，《内科学年鉴》发表了一项研究发现：与每天喝≤1杯茶的人相比，每天喝茶2—3杯（主要是红茶）的人死亡风险更低。2024年6月，中国医科大学的研究人员在《临床营养》期刊上发表的一项临床随机对照试验证实：茶叶中茶多酚的一种主要生物活性成分EGCG（表没食子儿茶素没食子酸酯），有助于改善脂肪肝，可以抑制脂质积累、抑制炎症、调节脂质代谢，防止肝损伤，并改善脂肪肝。

2023年10月，东南大学附属中大医院的研究人员在

2023 年欧洲糖尿病研究协会（EASD）年会上发布的一项最新研究显示：与从不喝茶的人相比，每天喝黑茶的人患 2 型糖尿病的风险降低 47%，患糖尿病前期的风险降低 53%。不仅是黑茶，红茶、绿茶和乌龙茶也有助于降低糖尿病风险。2022 年欧洲糖尿病研究协会年会上公布的一项研究结果表明：每天至少喝 4 杯茶与 2 型糖尿病风险降低 10% 有关。该研究纳入了超过 107 万的参与者，研究发现与几乎不喝茶的人相比，每天喝 1—3 杯茶的人，糖尿病发病风险降低了 4%；每天喝茶 4 杯或更多时，糖尿病发病风险降低了 17%。这些茶包含了红茶、绿茶和乌龙茶。

喝茶确实能降低患癌风险。2020 年，《营养学进展》上发表的一项研究发现：喝茶可以预防癌症，与胃癌、结直肠癌、胆道癌、肝癌、乳腺癌、子宫内膜癌、卵巢癌、白血病、肺癌和甲状腺癌风险的降低有关。特别是在预防口腔癌方面，有充分证据。此外，2019 年《癌症研究与治疗》上发表的一项研究也发现，经常喝茶（尤其是绿茶）更有利于癌症患者生存。研究在 2008 年 4 月至 2012 年 3 月选取了广州 1551 例新诊断的原发性乳腺癌患者进行多年跟踪随访。研究发现，与不喝茶的癌症患者相比，所有喝茶的乳腺癌患者癌症进展风险降低了 36%，其中，饮用绿茶者乳腺癌的进展风险降低 67%，饮用红茶者乳腺癌的进展风险降低 68%。

除了以上喝茶的健康优势，研究发现喝茶还有维持肠道健康的功效。2024 年 5 月，浙江大学的研究人员在《营养学前沿》期刊上发表的一项研究发现：红茶对肠道健康的益处不仅体现在改善消化问题上，它还可以通过维护肠道稳态来促进整体健康。研究通过动物实验发现，红茶有助于改善肠道健康，可以恢复被破坏的肠道结构，降低有害菌，同时增加益生菌丰度，并恢复了乙酸盐、丁酸盐等含量（一种短链脂肪酸），对于人体的健康具有重要的影响，包括维持肠道黏膜健康、调节免疫系统等。

绝大多数人都可以喝茶，而且长期喝茶好处很多，有利于身心健康，能起到养生效果，关于喝茶养胃还是伤胃的争议由来已久，各方都能讲出许多道理，找到证据支持自己的观点。其实，这与茶的种类、自身体质以及喝茶的时间和量都有关系。弄清楚这些问题，才能够放心地选择适合自己的茶，做一个健康的喝茶达人。

茶对胃的影响就像一把双刃剑。

茶对胃肠的刺激主要来源于其所含的茶多酚和咖啡碱等物质，它们对胃黏膜具有刺激性。当胃里没有食物或本来就有胃溃疡等疾病时，过多的胃酸可能变成攻击胃黏膜的元凶，导致烧灼感或刺痛，因此，当肚子饿或胃病发作时，最好避免喝茶。然而，茶对胃的"刺激"并非全然有害，喝茶能够解油腻、促进消化，这也是一种对胃的"刺激"。饭后半小时饮茶，茶汁会与食物中的脂质反应，咖啡碱则能刺激胃液分泌，从而促进胃内食物的消化，这就是人们所说的"喝茶消食"。因此，喝茶是养胃还是伤胃，关键在于喝茶的方法是否得当。

而且在中医人的眼里，不同的茶性味、功效不同，如果选择不当，确实会影响脾胃功能。比如绿茶的清热泻火功效确实好，而且味道清淡，但很多茶友整天茶杯不离手，绿茶不离口。由于绿茶性属寒凉，大量喝绿茶容易对胃形成刺激，如果平素阳气不足或胃寒、怕冷、怕吃凉的食物，不适合喝绿茶，容易伤胃阳，表现为吃凉的食物后胃痛、腹泻。普洱生茶和绿茶一样，都属于茶性偏凉，茶性较烈，刺激性也很强，同样不适合阳虚或胃寒的人。胃溃疡患者不宜喝茶，因为茶叶中的咖啡因会促进胃酸分泌，升高胃酸浓度，可能诱发溃疡甚至穿孔。很多人图新鲜，愿意喝新茶，新茶是挺好，但不是人人都适合喝的。如果喝存放不足半个月的新茶，一些人可能会出现肠胃不适、醉茶等现象，这是因为新茶存放时间短，含有较多未经氧化的多酚类、醛类及醇类等物质，对胃肠黏膜有较强的刺激作用，容易导致胃不舒服。

那么如何选茶呢？抛开品种和产地，我们在这里只讨论茶的发酵程度。茶有发酵茶和不发酵茶之分，按照发酵程度从小到大依次为：绿茶、白茶、黄茶、青茶（乌龙茶）、红茶、黑茶。总的来说，发酵程度越高，就越不易伤胃。

红茶是经过发酵烘制而成的，在氧化酶的作用下发生氧化反应，使茶多酚的含量减少，寒凉之性减弱。它有暖胃、消食、调理肠胃的效果，刺激性较弱，可以保护胃黏膜、防治胃溃疡，适合胃病患者饮用。红茶经过发酵生成的氧化产物能够促进人体消化。胃虚寒的人加点干姜红糖饮用，能起到暖胃驱寒的效果；胃虚弱的人喝红茶时加点牛奶，有温胃益气的作用。需要注意的是，红茶最好趁热喝，以免影响暖胃效果。

绿茶不但品种多，而且茶香浓郁。在各类茶中，绿茶是寒性最强的，具有较好的清利头目、利尿的作用，对火热上炎所致的目赤以及下焦湿热者效果最好，但对胃寒者最不适宜。龙井、碧螺春、毛尖、毛峰、瓜片等都是绿茶，胃寒的人常喝这些茶会加重胃部的不适。

白茶经过微发酵，茶多酚含量不高，对胃的刺激较小。白茶分为新鲜和陈化两种类型，新鲜白茶的刺激性较大，而经过陈化的白茶性质更为温和，近年来逐渐受到人们的重视，所以也越来越多地进入人们的生活中，通常有"一年茶，三年药，七年宝"之说。白茶的主要品种包括寿眉、白牡丹、福鼎白茶等。

乌龙茶即青茶，为半发酵茶，品质介于绿茶和红茶之间，既有红茶的浓鲜味，又保留了绿茶的清芳香，有"绿叶红镶边"的美誉。铁观音、武夷岩茶、大红袍等均属于乌龙茶。

普洱茶是黑茶的一种，是业界公认对人体益处最多的茶类，根据是否经过人工发酵分为生茶和熟茶两种，熟普洱茶经发酵处理，茶性温热，所以有助于养胃；而生普洱茶性偏寒，胃寒的人应避免饮用。

另外还有一些不含茶叶成分的茶，如菊花茶、凉茶等。

菊花茶是夏秋季节人们喜爱饮用的降火茶之一，中医认为菊花味甘苦，性微寒，虽然菊花茶可以清热解毒，但不宜长期连续饮用，一般建议一周饮用1—2次为宜，特别是体虚、脾虚、胃寒及腹泻者尽量少喝！多喝会引起胃及身体不适。

凉茶是将药性寒凉和能消解人体内热的中草药煎水做饮料喝，以消除夏季人体内的暑气，或治疗冬日干燥引起的喉咙疼痛等疾患。凉茶也指配方类茶饮料，因其性质偏寒，对胃病患者不利，所以应少喝凉茶。

服用药物时要慎重选择

有病就医，服用药物往往是我们日常生活中遇到的常事。特别是消化系统用药物，大都直接作用于胃肠道系统，可能对胃黏膜造成刺激，影响胃液的分泌，还有可能对胃动力造成影响，这样的刺激就可能造成胃肠道的不良反应，使人出现腹胀、腹泻、腹痛、恶心、呕吐、口干等症状。国家药品不良反应监测中心发布的《国家药品不良反应监测年度报告（2021年）》显示，累及器官系统不良反应中，胃肠系统疾病占比27.8%，排名第一。除了胃肠道系统的药物外，许多其他药物在治疗疾病的同时也会对胃肠道产生影响。那么，我们如何尽量减少或避免药物对胃肠的影响和损伤呢？让我们先了解一下容易引发不良反应的药物。

第一，治疗消化系统疾病的药物。

此类药物一般直接作用于胃肠道系统，会影响胃黏膜、胃液分泌和胃动力，从而引起胃肠道不适，引起呕吐、腹痛、腹胀、口干、腹泻或便秘等不适，比如奥美拉唑、埃索美拉唑这些药物就容易引发这些不良反应。这些反应可能是药物使胃液pH值发生变化引起的，一般不需要停药。如果反应强烈且持续时间过长，应及时就医调整。

第二，非甾体抗炎药。

这类药物在治疗炎症时往往具有很强的刺激性，会增加胃酸和蛋白酶分泌，可能造成胃肠道黏膜损伤，甚至引发炎症或溃疡，有时还会出现抑制前列腺素的合成等情况。这类药物包括塞莱西、双氯芬酸钠、布洛芬、萘普生等非甾体抗炎药。这类药物还可能导致上消化道出血风险，风险从低到高依次为：醋氯芬酸、双氯芬酸、布洛芬、萘普生、氯诺昔康，风险最高的是酮咯酸、吡罗昔康、美洛昔康。这里我要重点说一下阿司匹林。很多中老年人听偏方，为了预防脑血栓的发生，私自服用阿司匹林，殊不知它可能引起胃肠道不适，造成消化道出血，尤其在服用后的1—3个月是风险最高的时期，这是十分危险的。

第三，对消化道系统有影响的抗感染药物。

根据 2021 年《国家药品不良反应监测年度报告》，引发不良反应的案例最多的是头孢菌素类、喹诺酮类和大环内酯类药物。这些抗感染药物具有杀灭或抑制各种微生物作用，例如抗生素、抗真菌药、抗病毒药和合成抗菌药物等。它们经胆汁消化排入胃肠道或直接进入胃肠道后，会破坏肠道菌群平衡，造成正常菌群减少，引起胃肠道刺激，可能导致继发性腹泻等症状。一些抗菌药物还可能引起较为严重的伪膜性肠炎，表现为腹痛、腹泻、呕吐，严重者可能出现血便、发热，甚至引起中毒性巨结肠、腹膜炎、呼吸窘迫等症状。因此，一旦发生这些严重的不良反应，不仅需要停用相关抗菌药物，还需要进行基础疾病治疗、对症治疗，甚至手术治疗。此外，其他抗感染药物像抗流感病毒的奥司他韦、帕拉米韦及抗感染的替加环素等，也容易引发胃肠道系统不适。

第四，对消化道系统有影响的治疗心血管疾病的药物。

据媒体报道，目前在我国心血管疾病是非常普遍的疾病，患者人数高达 3.3 亿，每 5 个人中就有 1 个患者。心血管系统疾病的症状包括心绞痛、动脉粥样硬化、心律失常、血压高、血压低等。在药物治疗过程中，每个患者对各类药物的反应也是不同的。治疗心血管系统疾病的药物主要用于治疗心脏、血管保护、血压和血脂调节等。

在这些心血管系统疾病治疗的药物中，治疗动脉粥样硬化的他汀类药物容易引起恶心、呕吐、腹痛、腹泻、口干、胀气、便秘等胃肠道不适。

用于降血压的贝纳利普、利血平及其合成品，像降压灵、复方降压片等，这类为交感神经阻滞剂的药物，可能导致胃酸分泌增多，也可能致使迷走神经张力增加，如果长期服用，有可能诱发胃肠道出血，甚至引发或加剧胃十二指肠溃疡。为快速降压而给患者服用的长春西汀或前列地尔等药物，静脉给药速度过快最容易引发胃肠道不适。这类药物虽然起效快，可直接扩张动脉和静脉，但可能会导致血压急剧下降，使患者会出现头痛、出汗或呕吐等不适症状。

还有就是钙离子拮抗剂的药物非洛地平，它可以降低胃肠道平滑肌移动，从而引起腹胀或便秘等胃肠道不适反应。

第五，对消化系统有影响的治疗代谢及内分泌系统疾病的药物。

代谢类及内分泌类疾病是指糖尿病、甲状腺疾病、垂体疾病、痛风及糖皮质激素相关疾病。糖皮质激素引起的典型溃疡通常没有明显症状，但发展迅速，多在出现严重的合并症后才被发现。比如胃肠道溃疡、穿孔及出血等，最常见的就是便血后就医。胃镜下可以观察到消化道糜烂呈现斑点、片状或条状等不同形状。胃肠道溃疡为多发现，形态不一，主要分布在胃部，十二指肠较少。溃疡经过治疗后痊愈，一般不会留下疤痕。

针对这些病症，一般会合并使用非甾体抗炎药，由于剂量高、疗程长，且多采用口服途径，有消化道溃疡或出血病史的患者更容易引发胃肠道不适。

据不完全统计，糖尿病患者服用二甲双胍引发胃肠道系统不适的发生率高达 20%—30%，其中 5% 为严重不适。这是因为二甲双胍药物在胃肠道内的浓度远超其他组织，并且可以延缓胆盐在空肠内的重吸收，改变肠内渗透压，导致患者出现腹胀、腹泻、腹痛、恶心、消化不良等不良症状。

第六，其他对消化系统有影响的药物。

对于消化系统有影响的药物还包括化疗方面的药物，比如阿帕替尼、程序性细胞死亡受体 –1（PD–1）及其配体（PD–L1）等药物。此外，增强 CT 扫描使用的碘造影剂，比如碘佛醇、碘克沙醇、碘普罗胺及碘海醇等，以及鲑降钙素制剂类药物，还有阿片类药物的吗啡、芬太尼、纳曲酮、喷他佐辛及丁丙诺啡等，都可能对消化系统产生影响。不但西药有副作用，有些中药制剂比如活血化瘀药、清热解毒药、祛风胜湿药、清热除湿药、补中益气养阴药等，也可能引起胃肠道不适，出现腹胀、腹痛、呕吐、恶心等不良反应。

总之，药物引起胃肠道系统不适的因素有很多，大概有以下几个方面：一是有严重基础病、年龄较大、长期住院、用药剂量大或疗程长的患者；二是伴有慢性胃肠道系统疾病的患者；三是多种药物联合服用的患者，比如糖皮质激素和非甾体抗炎药合用；四是胃黏膜对药物敏感，且由于转氨酶活性低导致药物清除率下降，长期堆积而增加胃肠道损伤的患者；五是空腹服用药物的患者。

为了减少或避免因用药不当引发的胃肠道不适，应该注意以下几个方面：

第一，必须严格遵守医嘱和用量用药，不能自己随意服用药物。

第二，严格遵守医嘱，合理安排服药时间。餐前餐后一定要把控好。对于可能引发胃肠道刺激的药物，尽可能在饭后半小时服用。

第三，服用上述药物时，要密切观察胃肠道不适反应的早期症状，必要时及时就医。

第四，对于药物引起的中度胃肠道不适，可调整至餐后服用或停药。如果1—3天内不适没有缓解或好转，请立即就医。

一日三餐如何安排

为了维护我们的脾胃健康，饮食规律至关重要。人们对于一天吃几顿饭、吃什么、怎么吃都有着不同的理解和安排。那么，应该如何安排一天的饮食才最为合理，与人们的脾胃健康相吻合？

由于生活节奏很快，特别是年轻人，工作压力很大，常常加班加点，对于早餐也是随意应付，或者为了多睡一会儿而耽误了早餐。晚上加班后又增加了夜宵的频率，久而久之，饮食饥一顿饱一顿，没有规律的饮食习惯，这样对于人们的脾胃来说绝不是好事，有可能还会造成损伤，给健康带来隐患。那究竟早餐对人们的影响有多大呢？不吃早餐是会减肥还是会增肥呢？

我们先来看一组实验。2024 年 10 月，良渚实验室 / 浙江大学医学院 / 附属邵逸夫医院王迪团队联合浙江大学爱丁堡大学联合学院发现，肥胖会导致小肠"过载"，加重代谢性疾病的风险。不吃午餐或晚餐对小肠脂质吸收的影响较小，而且长期不吃早餐后，即使恢复吃早餐，短时间内小肠对脂质的吸收率仍较高。

这项研究表明，早餐对于健康来说非常重要。不吃早餐反而会导致体重增加，所以我们不仅要吃早餐，而且需要有一个健康的早餐。

第一，如何安排一顿健康的早餐。

曾经网络上争论到底是中式早餐好还是西式早餐好，实际上，这个争论的要点在于早餐的营养结构。

早餐对于每一个人都很重要，因为经过一宿的消化和吸收，第二天早上人体需要补充能量，以确保精力旺盛地去上学、工作或处理其他事情，应该根据个人喜好合理搭配早餐。

俗话说早上要吃好，中午要吃饱，晚上要吃少，所以早餐需要精心搭配以补充能量。无论是中餐还是西餐，都要确保有优质的蛋白质、碳水化合物和各种维生素及矿物质。优质蛋白质包括鸡蛋、牛奶、瘦肉、鱼虾及豆制品等，各种新鲜的蔬菜水果及坚果是维生素、矿物质、膳食纤维和不饱和脂肪酸的来源。很多人在饮食上不吃碳水化合物，认为这样可以减肥。其实碳水化合物是人体不可缺少的营养来源，如一些谷物，像全麦面包、糙米、燕麦片等谷物不仅富含膳食纤维，还有助于消化和控制血糖。

为了饮食健康，一定要做到均衡饮食，不偏食，不挑食，注意把握好吃食的量，避免大量摄入高热量食物，尽量根据自己的口味喜好，变换花样使早餐丰富，做到饮食的多样性，同时尽量做到按规律定时吃早餐。无论是中餐的鸡蛋、豆浆、坚果、面条、包子、豆腐脑以及肉、鱼、果、蔬等，还是西餐的咖啡、牛奶、面包、鸡蛋、鱼、肉、果、蔬等，尽量做到均衡饮食，低盐、低油，确保一上午能量充足，精力旺盛。

第二，健康营养的午餐。

经过一上午的学习、工作，能量消耗了很多。为了确保下午精力充沛，午餐的搭配很重要。如果午餐搭配不好，或者不能按时进餐，都会对身体造成影响。由于工作性质不同，大多数年轻人的午餐都会选择外卖，所以午餐的合理营养搭配也是非常重要的。

午餐的搭配需要合理安排，优质蛋白质不可缺少。如果按人体正常的需求量，一顿午餐中的瘦肉应该达到50—100

克或者鱼虾150克左右。这些优质蛋白质可以修复组织、增强免疫力，有助于增强记忆力和理解能力。碳水化合物等主食也需要补充。一般来说，男士至少需要100—150克，女士需要59—100克。至于哪些主食更健康，一般全谷物要比精制谷物好一些。健康的脂质也要适量补充，比如用橄榄油调制的沙拉就很好。还可以吃一些坚果或鳄梨，都是很好的脂质来源，这对心脏的保护有重要作用。因为脂质可以参与体内多种激素的合成，对心脏健康有益。

对于果蔬也要适量搭配，午餐至少需要250克，尽量多品种蔬菜搭配，因为不同蔬菜所含的维生素和矿物质不同，营养也不尽相同。对于优质蛋白质、蔬菜和碳水化合物的黄金搭配可以采用1∶2∶3比例法。也就是一份优质蛋白质（瘦肉／鱼／蛋类），两份蔬菜，三份碳水化合物即主食（午餐的一半是谷物，粗粮更佳）。

健康午餐的原则是以谷物为主，配上大量蔬果，加上适量的瘦肉、蛋或鱼，并做到少油、少盐及少糖。为了健康，尽量减少或少吃外卖，因为一般外卖油脂含量都比较高。所以，搭配一顿合理健康营养的午餐对我们的身体是非常必要的。

第三，合理营养搭配晚餐也至关重要。

经过一天的学习或工作，有的人午餐只是简单吃点外卖，把一天的重点放在晚餐，为了弥补一天的营养欠缺，需要大量补充能量，恢复体力，所以人们往往晚上会大吃大喝。其实晚餐的合理营养搭配也是至关重要的，让我们先看一项研究。

日本东京大学一项研究显示，人的胃黏膜上皮细胞寿命很短，在2—3天就要更新一次，更新通常在夜间胃肠休息时进行。如果在这个时间段受到进食的"打扰"，就会影响胃黏膜上皮细胞的修复，从而导致消化不良、胃肠动力减弱，甚至可能引发胃炎等疾病，所以晚餐的时间一定要合理定时，确保胃肠道得到充分休息。

晚上的饮食尽量清淡一些，不能过多摄入高热能、高脂肪食物，因为这些食物容易导致血糖波动，使脂肪堆积，增加体重。因此晚餐也要营养均衡，包括优质蛋白质、脂肪和碳水化合物的合理搭配。食物摄入量要比午餐少，因为晚餐对睡眠有一定影响。过饱和过饥可能会导致入睡困难或易醒、多梦等反应，影响睡眠质量。

对于晚餐，不仅要把控好量，还要安排好合理的时间。研究表明，在进食时间晚的实验者中，他们胃里掌管饥饿的激素（饥饿素）明显增加，而使人有饱腹感的激素（瘦素）减少了，这就使人的饥饿感大大增加，在白天甚至能增加34%。这就是为什么很多人越是晚上睡前吃夜宵，第二天早上饥饿感就越强烈。

美国和西班牙的研究团队曾做过一项实验，他们按晚餐进食时间将人群分为较早晚餐组（在常规睡眠时间前4小时吃晚餐）和较晚晚餐组（在常规睡眠时间前1小时吃晚餐）。

在观察被测者晚餐后胰岛素的分泌和血糖水平后他们发现，较早晚餐组比较晚晚餐组更容易控血糖，而晚餐推迟会导致胰岛素分泌降低，血中葡萄糖浓度维持在高水平的时间更长，血糖下降速度更慢。这说明晚餐吃得太晚，容易导致晚餐后血糖异常升高，影响第二天早上的空腹血糖。

研究表明，超过 12 小时的进餐间隔或延迟晚餐的不规律饮食人群，可能会增加患抑郁症和焦虑症的风险。晚餐时间超过晚上 8：00 的人群，患抑郁和焦虑的风险概率明显增加。每天进餐间隔超过 12 小时的人群，患抑郁和焦虑的风险也显著增加。

那怎样合理安排一个健康的晚餐呢？

正常来说，晚餐的就餐时间最好在睡前 4 小时完成，建议在晚上 7：00 以前结束。最理想的是晚饭以少而精为主，同时注重营养搭配均衡，荤素搭配，减少高热能、高脂肪的食物摄入，多吃些容易消化且富含膳食纤维的果蔬，搭配粗细粮，有利于消化吸收和胃肠道健康。对于睡眠质量不好的人群，也可以合理搭配一些富含 B 族维生素和色氨酸的食物，比如小米、黑米、黑芝麻、芸豆、南瓜子仁、腐竹、紫菜等，有助于提升睡眠质量。用餐时，建议先喝汤，再吃蛋白质含量高的食物、蔬菜和主食。先喝汤有利于增加饱腹感，从而减少进食的量，晚餐以七分饱为宜，更有利于健康。

不同年龄段的脾胃养护

脾胃健康是生命之源，胃以通为补，脾以健为运。俗话说"胃病三分治，七分养"。特别是脾胃之病，最好从"胃"病先防，注重脾胃调养。不同年龄段的养护方法也要因人而异。

第一，婴儿（母乳喂养阶段）脾胃的养护。

中医认为小儿生理特点表现为"脾常不足"，因此喂养过程中应该注重保护脾胃。新生儿期（0—1个月）的宝宝胃容量小，消化能力差，只能吸收母乳或奶粉等液体食物中的营养。母乳是婴儿发育最优质的食物，其营养比例最适合婴儿发育需求，并且有助于婴儿建立初期免疫力，不容易患病，因此这个阶段，建议采用纯母乳喂养。母乳中的营养物质丰富，易于消化吸收，且含有丰富的免疫球蛋白，可以增强免疫力，预防腹泻、皮肤感染等疾病。同时，母乳喂养可以增加宝宝与母亲的皮肤接触，对心理健康有重要作用。

随着婴儿成长，其营养需求不断变化，喂养方式也要进行不断的调整。因此，科学的喂养方式不仅有助于形成良好的饮食习惯，也能保护婴儿的脾胃健康。

1—6个月的婴儿建议以母乳喂养或配方奶粉为主。母乳中含有88%的水。一般来说，正确、充分的母乳喂养可以满足6月龄以内婴儿的水分需求，即使在炎热天气下也无须额外补充水分。随着婴儿的成长，乳汁的需求越来越大，如果母乳满足不了婴儿的需求，可以适当补充配方奶。为确保母乳营养，哺乳期间，母亲要注意均衡膳食。虽然母亲摄入的膳食纤维对母乳中的蛋白质、脂肪和乳糖浓度影响不大，但对其中微量营养素和脂肪酸水平影响很大，因此母亲所吃的食物会影响到乳汁的味道，母亲所摄入的食物品种丰富，也更有利于培养婴儿在以后接受多样化的食物。

6—12个月的宝宝可以逐步添加辅食，过渡到成人饮食。

随着婴儿一天天长大，母乳量会逐渐无法满足婴儿的需求，需要适时调整喂养方式，合理搭配辅食，以确保婴儿成长所需的营养，同时帮助婴儿逐渐适应成人的食物。

辅食的添加应考虑喂食频次、食物量、种类多样性以及卫生要求等方面。

一是喂养添加辅食的频次，要从一天一次开始，让婴儿有个适应的过程。之后再逐步增加到一天1—2次。二是喂养辅食的量也要逐步增加，从每餐1—2勺开始，让婴儿稍微品尝一下，感受辅食的味道，逐步适应。辅食的黏稠度以挂勺不掉为准，这样有利于婴儿吞咽。三是丰富辅食的品种。可以尝试优质蛋白食物，如鸡蛋黄、肉泥和肝泥，也可以尝试大米、玉米熬制的稠糊的米粥，或是小麦粉做的细小面糊，也可以尝试红薯泥或土豆泥以及一些果蔬类的辅食，比如南瓜泥、胡萝卜泥、香蕉泥、蔬菜泥等。四是喂婴儿时要有耐心，鼓励婴儿进食，对于较大的婴儿，甚至可以尝试让其自己用餐，以掌握婴儿的食量和喜好。在逐步添加辅食后，建议家长一定要逐渐增加食物的种类，细心观察宝宝对新增加辅食的反应，注意是否有过敏反应，以便及时调整。

12个月以上的宝宝，经过6个月的辅食添加，已经逐渐从母乳过渡到辅食，并逐渐适应成人食物标准和家庭正常的饮食习惯。但在食物选择上要保证营养均衡，除了蛋白质、果蔬、碳水化合物外，还要继续保持足够的全脂奶制品摄入。特别是婴儿的食物要软硬合适，大小合适，避免出现噎到或卡到的情况。

第二，幼儿时期培养良好饮食习惯：不偏食、按时吃饭，并注意预防食积。

元代儿科医家曾世荣提出"四时欲得小儿安，常要三分饥与寒"，这揭示了幼儿时期培养健康饮食习惯的重要性。幼儿时期是培养良好饮食习惯的关键时期。随着幼儿成长，营养需求增加，大脑发育日趋完善，但消化功能还没有完全成熟。这个时期培养宝宝良好的饮食习惯，能为其终身健康的膳食模式打下坚实基础。因此，这个时期也可以说是人生中生长发育的重要阶段。

幼儿时期的膳食需要营养均衡，以促进发育为原则，应注重粗细粮搭配、荤素搭配，尽量保持食物的多样性。由于宝宝的胃口较小，一顿饭不必涉及太多食物种类，这就要求家长需要耐心安排宝宝的饮食。一日三餐都要尽量做到营养均衡，可以搭配鸡蛋、牛奶、瘦肉、鱼虾、粗粮和细粮的主食以及新鲜的果蔬，丰富的食品种类可以增加孩子的食欲。

另外可以在制作方式上多调换样式，引起幼儿的饮食兴趣，以预防偏食。除了一日三餐外，还可以适当加餐，比如奶制品、小蛋糕或新鲜水果等。这些可以作为补充，但不要过量，以免影响幼儿三餐的正常饮食。

幼儿时期，宝宝的模仿力强，有一定的独立活动能力，容易形成饮食不规律的习惯。有了自己的兴趣后，由于自制力差可能会出现偏食，这就要求家长耐心培养宝宝的良好饮食习惯，做到定时定量，鼓励宝宝自己吃，专心进食。培养宝宝细嚼慢咽，不挑食、不偏食的习惯。在此特别提醒有宝宝的家长们，一定要防止宝宝进食过量，以免造成对宝宝脾胃的损伤。

第三，中小学阶段：饮食结构均衡，按时就餐，避免寒凉，保持良好情绪。

我曾经接诊过一个大一学生，她说自己吃饭后就觉得恶心想吐，最多两小时，一定会把吃的东西吐出来。吐完后就稍微舒服些，但很快就饿了。如果再吃东西，仍旧会恶心呕吐。她经常胃痛、腹泻，人很瘦，脸色苍白，嘴唇也没有血色。我问她为什么会这样，她说高中期间住校，高三学生下课晚，每次去吃饭时饭菜都是凉的，经常吃了胃痛，有时去得稍微晚些，就没有饭菜了，只能饿着。而且食堂的菜很难吃，吃下去就觉得恶心，久而久之就这样了。这是一个典型的食少且不规律，寒凉伤胃的病例。

虽然中小学生比幼儿园的小朋友身体要强壮很多，但仍未发育成熟，脾胃功能虽然比较强，却也经不起反复折腾。中小学生毕竟是孩子，自制力较差。假期里，许多学生习惯晚睡晚起，随着放假时间的延长，一些孩子作息逐渐变得不规律，饮食规律也随之被打破。更别说外卖、奶茶、冷饮、烧烤、辛辣食物了，都是孩子们的最爱。因为要挤出时间去学习，不少孩子吃饭像打仗，讲究速战速决。长此以往很容易损伤脾胃，导致胃痛、脘腹胀、腹泻或便秘等胃肠功能异常。

初高中的学生，特别是高三的学生，学习压力巨大，心情紧张压抑，也会影响脾胃功能。我们常常说的喜、怒、忧、思、悲、恐、惊这七种情志的过激反应跟我们的五脏六腑都有关系，但最容易通过胃肠道表现出来，可以说胃肠道是一个情绪器官。抑郁、恐惧等压抑性情绪，通常容易导致胃肠道蠕动减慢，消化液分泌减少，因此出现食欲不振、早饱、打嗝、饱胀、便秘等反应。愤怒、生气、紧张等亢奋的情绪，容易导致胃肠蠕动加快，并引起胃酸分泌增加、导致反酸、烧心、胃痛，或者腹泻和腹痛等症状。

要想解决这些问题，我们要从日常生活中入手。家常菜往往更适合孩子的口味，也更容易根据孩子的具体情况调整饮食结构，做到均衡营养，让孩子吃好，避免生冷辛辣等不良刺激。另外要安排好孩子的起居，协调好学习和休息时间，按时就餐。更重要的是，营造良好的家庭氛围，关注孩子的情绪波动，与孩子一起树立合理的学习目标，尽可能缓解学习带来的心理压力。

如果孩子突然出现胃口差，对任何食物都提不起兴趣，饭量明显减少，或者伴有腹胀、腹泻、便秘等症状，很可能是食积，就是俗话说的"撑着了"。这种情况大多发生在小学低年级的孩子身上，一般都有暴饮暴食的经历，可以先试试山楂片或保和丸，适当增加体育活动。如果长期处于这种状态，就是中医所说的脾气虚，这时候可以试试四君子丸、香砂六君子丸一类的健脾益气的中成药。如果还没有明显效果，就要带孩子去医院进一步检查，针对病因进行治疗了。

第四，上班族：饮食规律，保持良好情绪，避免过食刺激、生冷硬黏的食物。

在工作节奏快、竞争激烈的现实生活中，上班一族常常忽视了对脾胃的健康保养。由于工作压力，他们经常处于焦虑、精神紧张的情绪状态。再加上久坐不动，频繁加班，饮食不规律，经常熬夜，饥一顿饱一顿，有时吃外卖，有时错过餐点就干脆不吃了。晚上加班又吃夜宵，好不容易等到休息，又开始抽烟、喝酒，大吃大喝。这样长此以往，就会导致食欲不振，肠胃蠕动减慢，给脾胃带来很大损伤。随之而来的是腹胀、胃疼，消化不良。有的人神情倦怠，不爱说话，面色萎黄，提不起精神，总觉得嗓子里有东西又吐不出来，甚至会出现腹泻或便秘等症状，这都是脾胃受损的表现。

作为打工族，要想拥有健康的脾胃，应该做到以下几个方面。一是尽量保持饮食规律，做到定时就餐。吃饭是一种享受，要细嚼慢咽，避免过饥过饱，这样有助于食物的消化吸收，有利于保持脾胃健康，使自己精力充沛。二是吃的食物要尽量做到营养均衡，保持摄入充足的优质蛋白质，比如瘦肉、鱼虾、蛋类等。同时也要多吃富含维生素的新鲜果蔬类的食物。主食也是不可或缺的，人体离不开碳水化合物等营养食物，这有助于肠胃的蠕动和消化吸收。三是保持良好的情绪，放松心情，学会调节，减缓压力，积极的心态有助于脾胃健康。四是尽量避免熬夜，保证充足的睡眠，使肠胃在夜间得到充分的休息和修复。五是适当增加体育运动，增强体质，可以选择快走、游泳等方式。

很多人意识到了脾胃的重要性，日常生活中非常重视脾胃健康，对饮食特别讲究，早、中、晚三餐都要严格控制。但有时候养得越精致，越细致，脾胃反倒还好不了，实际上养脾胃并没有多难，也不需要过度关注，适当"摆烂"反而更好。要想脾胃健康，我们要注意以下几个方面。

一是关于饮食方面：对于寒凉、辛辣、刺激性食物和海鲜，虽然尽量少吃没坏处，但偶尔适量吃一点也没有什么，越克制越容易导致暴食。

二是关于调养方面：不用吃太多补品。正常人如果不是经常感到胃肠不适，脾胃功能正常，每天喝一杯养胃茶就足够，比如大麦茶、山楂、陈皮，都是温和的食材，喝一杯可以促进消化，减轻胃肠负担，防止食积。

三是关于饮食方面：以普通的家常便饭为主，不要过度节食，家常便饭本就具有养胃功效，比如馒头、小米粥等，都能健脾胃。

四是关于作息方面：虽然一直都在强调要早睡，但现在的学生和上班族根本做不到22点之前入睡，尽可能早睡，保证每天睡7—8个小时就可以了。

五是关于心理方面：内耗一直都是一个难题，很多人存在反复思考、过度关注的情况，记住"摆烂"二字，事情过去就不要过多纠结，培养自己的钝感力，遇事不往心里搁。

第五，老年时期的脾胃保养。随着年龄的增加，各种机能逐渐衰退，脾胃的功能也在不断下降，这是自然衰退的过程。《黄帝内经·灵枢·天年》中指出："七十岁，脾气虚。"人到了七十岁后，脾胃的功能下降更显著，这也是导致人衰老的重要原因之一。许多老年人存在着不同程度的脾胃病，主要表现在以下几个方面：

一是饮食的异常改变。老年人普遍存在不同程度的食欲不振，食后胃脘部有满胀感。有些人表现为吃不下或吃得少，有些还会出现吃了就吐的情况。从中医角度来看，这是老年人饮食异常了，由于年老体衰，气血就不足，导致脾胃的动力不足，脾胃阴阳失调，所以出现了脾胃疾病。

二是胃部不适。临床表现显示，很多老年人会出现胃脘部胀满感和灼热感。由于年老体虚，脾气不足，脾的运化功能减弱，输布精微无力，从而引起内生水湿、脾气受困，因而导致脾胃阳虚、阳虚阴盛，寒就从中升起，造成寒凝气滞。从身体部位反映出来就会使人感到胃脘隐隐作痛，喜欢温暖，按着也感觉舒服些。阳虚阴盛，内生虚热，灼伤阴津，致使胃脘部出现灼热感，因此老年人常常出现胃脘部不适的症状。

三是口味改变了。这是因为口腔是消化道的上端，脾开窍于口，所以老年人的口味会发生改变。总感觉口里没味儿、寡淡或是口干。由于脾胃功能下降，脾胃腐熟运化功能也随之下降了，脾胃功能虚弱，出现消化不良、食欲不振，进食后有饱滞的症状，也就是俗称的"胃纳呆滞"。脾气不升，使湿热蕴结在脾胃，浊气上泛到口中，常常会出现口里黏糊不爽，总感觉口干口苦。

四是老年人常见的便秘或溏泻症状。由于脾胃功能的减退，脾胃的运化功能减弱，腐熟功能下降，胃肠失养，胃气虚弱无力，导致阴津不足，大肠中的残渣就会日复一日地堆积，导致便秘。同时，脾气虚弱也会影响水湿运化，从而造成大便溏泻。

第二章

脾气虚弱水湿生

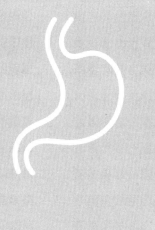

脾为生痰之源

中医学认为，痰饮水湿是人体水液代谢出现故障的产物，它的产生主要与肺、脾、肾有关，其中又与脾的关系最为密切。正所谓"脾为生痰之源、肺为贮痰之器、肾为生痰之本"，五脏之中，脾居中央，是全身气机的中央枢纽，负责水谷精微的消化吸收和布散。各种原因导致脾气郁滞或脾气不足，不仅影响水谷消化吸收，化生精微，还会影响水谷精微和水液的周身输布，导致痰饮的产生和积聚。脾脏功能障碍的原因之一是思虑过重，耗气伤血，导致脾气不足，甚至出现脾阳虚。另一个原因是生活工作环境潮湿，外湿内侵或饮食不节，痰湿内生，湿邪困阻，津液转输不利。了解痰饮水湿形成的原因，才能更好地预防这些病理产物的生成，防止疾病的产生。

此痰非彼痰——有形之痰与无形之痰

一说到痰，人们立刻会想到咳嗽出来的痰。但中医所讲的痰，除了我们看得见、摸得着的痰之外，还有无形之痰。所谓有形与无形之分，在于是否可以排出体外被看到。日常见到的痰、涎、涕、唾、沫、冻等异常增多的分泌物，都是有形之痰。有形之痰的临床表现相对简单，多见咯痰、呕吐黏液，多与肺胃的功能失常有关，可以通过观察痰的数量、颜色、稀稠、大小、气味、排出难易等鉴别其性质，正如《泰定养生主论》中所说："一切气急喘嗽，咯痰吐涎，世人皆知为痰病。"

无形之痰通常是指人体外感邪气或脏腑不合而生成的异常的病理产物的总称，可以存在组织、脏器甚至血液之中，随气血循经络流转全身，五脏六腑无处不到，也可以停留于局部，形成有形包块。多数情况下，无形之痰不可见，不易被察觉，有些只能从症状推测，甚至从用痰药得治后反推。现代医学所说的各种异常增加的代谢产物，如血脂异常、血糖升高、尿酸升高、自由基等体内代谢产物等，中医认为它们也都属于无形之痰。

临床上，无形之痰的表现多样，所以有"百病多由痰作祟""怪病多痰"的说法。

虽然无形之痰看不见，摸不着，但它仍旧是有形的病理产物。痰性黏滞，无形之痰随气血周流全身，所停留之处容易导致气血运行不畅，进而导致局部或全身出现瘀血、热毒等邪气。痰、瘀血、热毒等邪气相互作用，导致各种"怪病"，出现各种奇怪的症状及体征，如局部的闷、胀、痞、困、重、麻、颤、痛、酸、冷、结、眩、晕等，或反复发作，久治不愈，或病情变化快，变幻莫测，病者甚至不能准确地描述其症状，各种医学书籍中也没有记载，致使诊断难定，治疗上更难以准确用药。临床上，内、外、妇、儿各科，呼吸、循环、消化、泌尿、神经、精神各系统均能见到。

此水非彼水——水湿与津液

我们的身体 50% 以上都是水。但我们喝进肚子里的水并不能自行进入身体，而是要经过脾胃、肺、膀胱、三焦等诸多脏腑，才能成为身体的一部分，并散布到全身。《黄帝内经·素问·经脉别论》有一段话详细描述了水液进入体内之后的运行过程："饮入于胃，游溢精气，上输于脾，脾气散精，上归于肺，通调水道，下输膀胱，水精四布，五经并行。"从这段文字中可以看出，脾运化水液的功能对于人体水液的代谢至关重要。水由口入胃后，经过胃的受纳、腐熟，脾的运化、升清，肺的宣降、通调，把水布散全身，滋养脏腑。脾居于中焦，处于枢纽的位置，具有调节全身气机升降的作用，也是水液运化调节的枢纽。脾气健旺，脾气健运，津液化生充足，可随同气的升降而遍布全身各处，身体各个脏器才能得到滋养。而多余的水液在脾的运化作用下，经过三焦，下输膀胱，成为尿液生成之源。

体内正常的水，中医称为水液或津液，具有濡养脏腑、筋肉、关节、皮肤以及五官的作用。津液充足，汗液、泪液、唾液、胃液、肠液以及呼吸道表面的黏液分泌才能正常。如果津液不足或津液的输布出现障碍，会出现眼干、口干、鼻干、咽干、便干等一系列干燥症状。

如果水进入人体后的代谢和津液的运行出现障碍，就成为病理产物，中医称为水湿。水湿的表现多样，既有全身的表现，如倦怠懒动、四肢沉重、身体水肿（特别是下肢浮肿）、肥胖，也有局部表现，如大便不成形、排尿不畅、尿液浑浊、口黏、痰多、咽部异物感、皮脂分泌过多、女性白带增多等一系列症状。与痰湿相似，水饮为患也可以涉及全身各个器官。

阳气的蒸腾气化与水液的运行

无论是体内正常的水液还是异常的痰饮水湿，性质都属阴，都是有形的物质，性安静，趋下。我们喝进去的水需要胃中阳气的蒸腾气化才能进入体内，在脾阳的作用下才能与水谷精微化生津液，滋养全身。而津液在全身的运行更是需要阳气的温煦推动。具体来讲，就是脾将津液向上转输到心肺，肺的宣发肃降作用，可以将津液输布至全身，而肾则负责水液的气化，将清者上输于肺，浊者化为尿液。在这一过程中，脾的作用不仅仅是向上输送津液，脾气调畅也是津液输布正常的必要条件。脾运化水液的功能依赖于脾中的阳气。脾阳充足，脾的运化功能才能正常，气血化生有源，肾中的阳气得到补充，肾阳才能充盛。

当脾阳不足时，水液不能正常地输布，导致水饮停聚而产生一系列症状：水饮停留于中焦（脾胃），导致气机郁滞而出现胸闷、脘腹胀满、胃中振水声，肠鸣、腹泻等一系列消化系统症状，严重者会出现水肿。水饮停于肺而导致痰、涕等分泌物增加。脾阳虚严重时会导致肾阳不足，进而影响膀胱的气化功能，使水液不能及时排出体外，从而导致水肿。

脾胃的养护避免湿浊内生

避免过饥过饱饮食

生活中，经常有人问起多吃些什么可以更健康，却从来没有人问少吃些什么更健康。中国人爱美食，随着生活水平的提高，国人日常饮食中的高热量、高蛋白、高脂类食物占比越来越高，不仅小孩子爱吃肉，很多年轻人甚至中年人也是无肉不欢的。一些人更是把含糖饮料、果汁当作水来饮用，导致肥胖和超重人群的规模越来越大。

中医把高热量、高蛋白、高脂类食物称为肥甘厚味，这些食物化生的精微物质不能被日常活动全部消耗，堆积在体内，日久化生痰湿。这些食物往往不易消化，导致脾胃负担过重，日久损伤脾胃，进而影响脾胃的运化，而致痰湿内生。

一些年轻人过度追求身材苗条，长期控制饮食，甚至进食后通过催吐的方法将胃中食物排出，导致摄入的水谷不足。虽达到了控制体重的目的，但脾胃化生的精微匮乏，脏腑失养，气血亏虚。脾胃之气也随之衰弱，进而影响胃的受纳功能，出现少食即饱，甚至食入即吐。

以上种种做法都是不可取的。正确的方法是：适度进食，饥饱得宜，这样才能保持脾胃功能正常。通常情况下，一个成年人每天的食物摄入建议如下：

我们需要各种食物的营养搭配。优质蛋白的建议摄入量为：蛋类为 40—50 克；肉类、水产类摄入量为 40—75 克；大豆及坚果摄入量为 25—35 克；奶制品摄入量为 300 克，建议使用保鲜时间短的新鲜牛奶，或选择酸奶、奶酪；蔬菜类建议摄入量为 300—500 克，蔬菜的选择类型可以多一些，以获取花青素及各种丰富的矿物质；水果类建议摄入量为 200—300 克；谷薯类食物建议摄入量为 250—400 克；油盐的摄入量建议为 25—30 克，《健康中国行动（2019—2030）》将健康成人每日盐摄入推荐量正式更新为 5 克，由于许多调味品（如酱油、蚝油等）本身含盐，所以在用盐时要格外注意适量。总之这些食物的建议摄入量是针对正常人的推荐，具体还要根据个人情况来确定。要搭配均衡，确保健康饮食。

避免过食生冷和服用寒凉药物

我们的脾胃是有一定适应能力的，偶尔或少量进食生冷的食物，并不会损伤脾胃的阳气。如果经常大量食用生冷的食物，比如西瓜、葡萄、冷饮、绿茶等，也只有部分人会出现损伤脾胃的情况。同样，如果治疗需要，使用寒性的药物并不会损伤脾胃阳气。也就是说，生冷寒凉并非绝对禁忌，这里的关键在于适度和过度的界限。

过度有两方面的含义，一方面是单次食用量过大，另一方面是长期不恰当地食用寒凉食物。举两个例子：十多年前我的一个病人，一位年轻的女孩，喜欢吃麦当劳的冰激凌，恰逢麦当劳出新品，她跑去店里，一次吃了八个冰激凌，随后出现剧烈的腹痛、呕吐和头痛等症状。这是典型的过量食用生冷食物的例子。我的另一位患者为减肥服用了3个月的不知名药品，服药期间频繁腹泻，停药后出现便秘、排便困难、无便意等一系列问题。这是长期服用寒凉药物，超过身体适应能力的体现。

要避免这种情况，需要注意以下几方面：一是循序渐进，如果平素很少或不吃寒凉性的食物，初次吃的时候要少量，比如给小孩子添辅食时、吃西瓜或吃梨时，先少吃几口，观察一下孩子的反应，如果没有出现腹痛腹泻等问题，下次可以适当加几口，等孩子慢慢适应了就可以了。二是适可而止，如果喜欢吃寒凉的食物，比如夏天吃些冷饮、西瓜，胃肠没有不舒服就不算过量。

如果担心吃了寒凉的食物会伤脾胃阳气，可以同时适当吃些温热性质的食物，比如吃河蟹或海蟹时适当加些生姜、紫苏叶，能够制约蟹的寒凉之性。由于病情的需要，在医生的指导下使用寒凉的药物不会损伤脾胃的阳气，我接诊过一位病人，六十多岁的老先生，常年便秘、起口疮，怕热不怕冷，在医生的指导下一直服用牛黄解毒片、牛黄上清片等药物，也用过大承气汤等药，并未出现任何脾阳虚的表现。

适当运动

俗话说"好吃不如饺子，舒服不如倒着"。在电子产品充斥市场的今天，大多数人在闲暇的时候都是抱着手机刷视频，不是坐着就是躺着。对于上班一族，整天坐在电脑前，下班后回家仍是坐着或躺着玩手机，这样不仅会损伤眼睛、腰椎、颈椎，更严重的是还会损伤脾胃。《黄帝内经》道出了真谛："久视伤血，久卧伤气，久坐伤肉，久立伤骨，久行伤筋，是谓五劳所伤。"由此可见，虽然坐着舒服，但久坐不动会使周身气血运行缓慢。

脾为"水谷之海"，只有脾胃健旺，脏腑功能才会强盛。久坐不动会使气血运行缓慢不畅，特别是腹部的气血循环受阻，容易导致脾胃功能减弱，出现消化不良和食欲不振等症状。久坐者缺乏运动，肌肉得不到濡养，脾运化的精微不能舒布，聚而生痰成为脂肪，这样一来就会累积到脾。脾气虚则运化不利，痰湿内生，人就会越来越胖。同时，肌肉也会减少，表现为体脂高、肌量下降。脾主运化，脾主肌肉，运化精微供养肌肉，所以"久坐伤肉"所说的"伤肉"其实说的就是伤脾。故此，久坐以后，缺乏运动会导致气机郁滞，不仅伤肉，还会影响脾的功能。

那么，对于不得不久坐的情况，我们该怎么做，以及如何避免这些伤害呢？

研究表明，一个人如果每天超过 22 分钟的中等或剧烈运动，就可以抵消久坐带来的伤害。世界卫生组织建议，每人每周应累计进行 150—300 分钟的中等强度有氧运动，或 75—150 分钟较大强度的有氧运动，并且每周坚持 2—3 次的力量训练，这样就可以减少久坐带来的影响或损伤。

那怎样掌握有氧运动的强度呢？我们可以用在运动中唱歌或说话的节奏来比喻：低强度有氧运动就是说在运动时能顺畅唱歌或者说话；中强度有氧运动就是能说话不能唱歌了；较大强度的有氧运动连说出完整句子都困难，更别说唱歌了。对于力量训练来说，训练过后，一定感觉到很累，有疲劳感，并且疲劳感会在第二天基本消失。那怎样合理安排这些运动、训练的频率呢？建议：有氧运动每周 3—7 天。力量训练隔一天一次，每周 2—3 天，柔韧性运动最好每天都要进行。

如果没有整块的运动时间，也可以利用闲暇时间或工作间隙做一些能放松肌肉的运动。

一是靠墙蹲：人背靠墙站，背部紧紧贴住墙面，确保头部、上背部和臀部都与墙面紧密接触。双脚离地面大约 15—20 厘米，双腿并拢或稍微分开。双脚的脚尖可以稍微朝外，以减轻膝盖的压力。两腿屈膝往下蹲，下蹲双腿时大腿与小腿的垂直度不超过90度。刚开始练习每次以2—4分钟为宜。

二是弓步蹲：两脚站立，一只脚向前迈出一大步，弯曲双腿，上半身垂直于地面，下蹲时前膝盖弯曲接近90度，后腿膝盖几乎接近地面，保持5—10厘米的距离，以免膝盖碰伤。身体下降到最低点时暂停一下，双腿发力将身体向上推起，整个过程上半身保持挺直，不要向前倾或后仰，应垂直于地面，直上直下，前后脚尖的方向朝前，30秒调换一次脚，每侧腿做到8—12次为一组。

三是踮脚尖：站姿，大脚趾相触，脚跟微分吸气，双手举到头顶上方，十指交扣翻转掌心吸气，掌根用力向上推，带动脚尖踮起，吸气回落，吐气向上做动态练习，每组十个，共三组，注意保持肩膀下沉，掌根向上推，核心收紧避免塌腰。吐气时松开双手回落，双脚微分，调整呼吸，双脚微分与髋同宽，吸气，双手拉到头顶上方合十，拇指相扣，指尖朝上，吸气向上延伸，吐气向左下压，同时，右脚用力踩地吐气，侧转头看向右上方天花板，注意右侧手臂不要挡住视线，左边的肩膀往后打开，让双肩保持在同一个平面上，保持深长的呼吸，每一次吸气时指尖向上吐气，右脚用力向下蹬地。左侧腰部不要感觉到有挤压，保持30秒。

以上练习都要保持上身挺直，膝关节对准脚尖，含胸收腹。每次锻炼以不少于20分钟为宜。要想减少久坐带来的危害，各种运动和锻炼都要坚持。

在诊疗过程中，被许多病人经常问到的一些问题

夏天喝绿豆汤好不好

绿豆汤是我们夏天解暑必不可少的饮品，那喝绿豆汤究竟好不好呢？绿豆含有丰富的蛋白质、膳食纤维、矿物质和多种维生素，营养非常丰富。绿豆中的类黄酮和多酚类生物活性成分还具有抗炎、抗氧化和抗菌的功效，有助于增强人的免疫力。在炎炎夏日，适当喝些绿豆汤不仅可以解暑，还能补充水分和电解质，以达到平衡体内环境的效果。绿豆汤味道甘凉，是夏天人们最喜欢的消暑利湿的饮品。它不仅可以降低血脂、胆固醇，还有增加食欲的作用。

绿豆自古就是中国的传统食材。早在商周时期，中国的祖先就已经开始种植绿豆，屈原的《离骚》中就有相关记载。作为药品，绿豆最早出现在北宋的《开宝本草》中，当时的人认为它甘、寒、无毒，"煮食，消肿下气，压热解毒"，

也就是说煮熟的绿豆有清热解毒、行气利水的功效。绿豆还具有重要的药物价值，就是具有解毒的功效。比如食物中毒、农药中毒、煤气中毒、药草中毒、金石中毒及磷化锌中毒时，绿豆可作为应急的食品饮用，有良好的效果。

绿豆营养丰富，是优质蛋白，然而绿豆虽好，但吃的时候也要因人而异。如果绿豆汤饮用不当，反而会给身体带来伤害。绿豆蛋白质含量高，但大分子蛋白质需要在酶的作用下转化成小分子肽和氨基酸才能被人体吸收，对于老年人、体质虚弱者、年龄较小的儿童或消化功能较差的人群来说，短时间内难以消化绿豆中的蛋白质，容易出现腹胀、腹泻或消化不良等症状，所以这些人要适量适度饮用。此外，绿豆性为寒凉，对于表现为四肢冰凉乏力、腹泻便稀或腰腿冷痛的阳虚体质者，喝绿豆汤可能会加重症状，甚至引发其他疾病，建议这类人尽量不要饮用。对于正在服用中药或西药的人，也不建议喝绿豆汤，因为绿豆里的一些成分会与药物成分发生相互作用，进而影响药物疗效。

另外，还有一些人对豆类过敏，吃绿豆后会出现不适症状。曾经一位溃疡性结肠炎的患者久治不愈，我让她去查食物过敏原，最后发现她对豆类过敏，禁服豆类和豆制品后很快好转，1个月停用所有药品，包括中药，至今未复发。豆类过敏的表现很多样，可能是胃肠症状，也可能是胃肠外症状，一般在进食豆类后一小时到两天内出现。

伏天祛湿

有人说伏天是排湿的最好季节，实则不然。三伏天外湿重，不利于排湿。《金匮要略·痉湿暍病篇》里在讲到外湿的治疗时特别强调，不要在阴雨天用汗法治疗湿病，因为阴雨天湿气重，不利于体内湿气的排出。同样地，中国大多数地区伏天气候湿热，此时祛湿不利于体内湿邪的排出。在伏天仍旧需要适当地服用有祛湿作用的食物，必要时服用药物，以防环境中的湿热进入人体。适合在伏天吃的食物很多，如薏米、绿豆、各种瓜类，以及紫苏、藿香、佩兰、砂仁、豆蔻、花椒等调味品。如果长时间待在空调房里，容易出现肌肉酸痛、四肢沉重，便溏等寒湿的表现，这种情况下可以适当吃些温热类的食物，比如生姜、羊肉、大葱等，温脾阳，帮助身体排出寒湿。

湿邪是阴邪，其性黏腻，容易阻碍气机，特别是阻碍脾胃的气机，常停留在人体的下部。所以祛除湿邪必须注意以下几点：首先，要扶助阳气，湿邪之所以能够停留在体内，最重要的原因就是阳气不足，不能祛邪外出。所以，素体湿重的人或多或少地有一些阳虚表现。其次，要用行气药，选用气味浓厚的芳香类和性质属于苦温类的药物，特别是作用于脾胃的药物，比如藿香、佩兰、砂仁、豆蔻、苍术、厚朴等，促进气的运行。最后，不管是外湿还是内湿，都是邪气，要给邪以出路，促进其排出体外。湿性趋下，所以要用一些有利水作用的药物，如茯苓、滑石、通草等。

个人认为，如果是湿邪重的体质，或在暑季感受湿邪而没能及时彻底祛除的人，秋季是最好的祛湿季节。气候干燥凉爽，又不会太冷。干燥的气候有助于湿邪的排出，气候凉爽既可以避免祛湿所用的温燥药物生热，又不至于太冷而抑制阳气。秋季祛湿要注意，不要过于温燥，以防伤阴。还需要注意的是，湿性黏滞，不容易排出体外。所以，与清热、散寒等治疗方法比起来，祛湿的过程会比较慢，症状容易反复，要多些耐心。

冷饮不是绝对禁忌

在门诊上，当被问到吃了凉的食物或水果是否会不舒服时，很多人都回答，科普文章和视频都在强调，生冷食物会损伤脾胃阳气，所以自己已经很多年都不吃凉的食物了，喝水只喝温水。而且他们也不让孩子吃冷饮、喝饮料，即使夏天在外面，天气很热，也不吃冷饮，更不让孩子吃，为的就是保护脾胃。

生冷食物虽然会损伤脾胃阳气，但并非完全不能食用。人体胃肠具有很好的适应能力。在正常情况下，食用常温的食物既不会影响脾胃功能，也不会损伤脾胃阳气。只有过度食用生冷食物，才会损伤脾阳。

冷饮不是绝对的禁忌，酷暑季节，适当吃些冷饮有助于降低体温，防止热射病，也可以补充水电解质，维持体内环境的稳定。由于冷饮温度低，对胃肠有较强刺激，食用不当会影响身体健康。注意以下几点，有技巧地食用冷饮，可以在解暑降温的同时将冷饮对身体的损害降到最低。

第一，适量摄入。

冷饮多种多样，琳琅满目，尤其年轻人对冷饮更是情有独钟。无论是冰激凌、雪糕还是酸奶，再好吃，一次性也不能大量摄入。因为过量摄入会迅速冲淡胃液，降低胃里的温度，刺激胃肠道，减缓胃的蠕动，肠道蠕动也会出现亢进现象，食物在小肠内停留的时间就会被快速缩短，容易引发腹泻。这会造成人体对食物营养的吸收不足，如果长此以往，可能导致营养不良，危害身体健康。因此，对于冷饮的摄入一定要适量。

第二，冷饮不能在剧烈运动后食用。

人在运动的时候，血管处于扩张状态，如果这时候大量摄入冷饮，血管就会快速收缩，引起剧烈的头痛。人在剧烈运动的时候，体温迅速升高，咽喉就会充血，如果这时候食用冰激凌、雪糕、冰镇水的话，就会刺激咽喉及胃肠道，很可能出现咽痛、腹痛甚至声音嘶哑的现象。所以建议剧烈运动后不要立即吃冷饮，至少间隔一小时。

第三，要保持冷饮的干净卫生。

冷饮本身就是凉性食品，容易造成腹泻或诱发急性肠胃炎，应选购正规合格厂家生产的冷饮。因为很多细菌在零下

170 摄氏度下还可以长时间生存。比如我们最为熟悉的大肠杆菌、伤寒杆菌及化脓性葡萄球菌等，这些都是耐低温的细菌。一旦吃了不卫生的冷饮，就有可能引起腹泻或肠胃炎。还有要注意的是，冷冻保存在冰箱里的冷饮也是有期限的，最好在食用期限内吃完。在冰箱中保存太长时间也会滋生细菌，不但会引发胃肠道疾病，甚至可能导致肝中毒，威胁生命安全。所以要吃正规厂家生产、干净卫生的冷饮产品，并且在饮用期限内食用。

第四，冷饮不可空腹吃。

空腹吃冷饮会影响胃部血液循环，可能引起胃部异常痉挛，导致腹胀、腹痛甚至腹泻。值得注意的是，空腹不宜吃冷饮，在刚吃完饭或暴饮暴食后，也不宜立即吃冷饮，这会使胃肠道受到刺激，使血管收缩，从而影响胃肠道的消化功能，对人身体健康不利。

那么，如何正确吃冷饮呢？

冷饮的一次性摄入量一般不要超过 150 毫升。应在口中慢慢品尝，既可以享受美味的快乐，又能避免或减少对胃肠道的过度刺激，增加身体的舒适感。饮用冷饮的时间一般安排在饭后一小时或者是午睡后半小时，中午的时候也是比较适合的。

禁食（慎食）冷饮的人群：

· 一岁以内的婴儿应绝对禁食冷饮，幼儿少吃冷饮。

· 消化道功能减退的老年人或患有胃肠疾病的人群禁食

冷饮，冷饮会进一步刺激胃肠黏膜并加重病情。

· 牙齿不健康的人群禁食冷饮，在冷刺激下容易诱发牙痛或加重过敏病情。

· 患有心血管疾病的人群禁食冷饮，受到冷刺激后会导致血管收缩、血压升高，严重时造成心肌缺血、心绞痛等。

· 呼吸系统疾病人群禁食冷饮，受到冷刺激会使呼吸道平滑肌收缩，诱发咳嗽加重。

· 高血脂和高血糖人群应禁食冷饮，冷饮中往往含有大量糖类和脂肪。

· 经期女性应禁食冷饮，妊娠期的妇女最好不要食用冷饮。

一天饮用八杯水这种说法科学吗？

在当今社会，有很多养生的说法，"一天八杯水"仿佛成了人们饮水的金科玉律。动不动就宣传多喝水对身体好。于是，很多人都养成了水杯不离手的习惯。不管杯子的大小标准如何，也不考虑从事什么样的工作，出多少汗，只要是每天喝够了八杯水，就仿佛完成了任务，自我感觉上也是精力充沛一般。也许是因为这八杯水的标准深入人心，让不少人认为这是保持健康的唯一答案。

在我们日常生活中，真的是每人每天都必须喝够八杯水吗？随着各种健康建议层出不穷，关于人体饮水量的说法也在不断变化。有人认为喝水可以促进人体新陈代谢，排出体内毒素；也有的人开始思考，每天要喝八杯水的说法是否科学，还是说这是一种流行的健康神话呢？

就饮水这个话题，我要谈谈自己的看法。

水，这一生命的源泉，对我们的健康至关重要。人体中水分的含量随年龄变化而变化：婴幼儿体内水分占体重的80%—85%，这是因为快速发育和旺盛的新陈代谢；青少年体内水分占体重的70%—75%，这是因为生长发育减慢，代谢趋于正常；中年人体内水分占体重的60%—65%，这是因为身体停止发育，新陈代谢速度降低了；老年人身体水分占体重的60%，不低于50%，这是由于人已经进入老年期，身体细胞衰老，新陈代谢减慢了。

从以上人体水分指标可以看出，水分含量是会随着身体的不断变化而变化的。适量饮水有助于维持我们身体的水平衡，促进新陈代谢，延缓衰老，甚至对皮肤健康也有重要作用。研究表明，水的摄入量与饮食中营养物质的摄入一样需要适度，遵循适量原则。如果过量饮水，特别是在短期内大量饮水，还有可能导致水中毒（低钠血症），极端情况下有可能致命。另外，饮水过量还会增加肾脏负担，影响其正常功能。

关于评价如何饮水更健康，首先要了解一个概念——水周转量（Water Turnover，WT）。水周转量是指人体每天的水分总交换量，包括摄入的水分和流失的水分。它在很大程度上反映了人们每天对水的摄入需求。水周转量能够评估体内液体的周转（排泄）情况，被认为是计算每日所需饮水量的金标准。需要注意的是，水周转量并不等于饮用水的需水量，因为人体还会从食物和代谢中获取部分的水分，一般来说有 15% 的水来自代谢、呼吸和经皮，所以人们每天从食物和饮品中摄取的水量约为水周转量的 85%。通过食物摄入的水量还是相当高的，占总摄入水量的 20%—50%。

全球首个用于预测人体每日需水量的方法已经由科学研究团队提出，这个方法考虑了人体测量学、经济和环境因素，可以预测个体的水周转量。根据这个方法，一名体重 70 公斤的 20 岁非运动员男性，身体活动水平（PAL）为 1.75，生活在海拔 0 米的高人类发展指数国家，平均气温为 10℃，空气相对湿度为 50% 时，预测他的水周转量为 3.2 升 / 天。同等情况下，体重 60 公斤的 20 岁非运动员女性，预测她的水周转量为 2.7 升 / 天。这个公式可以帮助我们更精确地了解个体的水分需求，从而更科学地指导饮水量。

水周转量与多种因素有关，包括年龄、性别、体重、身体活动水平、环境温度、湿度、海拔等。例如，生活在炎热潮湿的环境和高海拔地区的人群以及运动员、孕妇和哺乳期妇女、高体力运动水平的人群，水的周转更高。在发展中国家和从事重体力劳动的人群中，水周转量较高。日常体育活动可以增加水周转量。

从中医的角度看，水性属阴。当饮水超过人体适应能力时，过量的水会以水饮或水湿等邪气的形式停留在体内。最常见的是，一次性喝太多的水会导致胃胀，活动时会听到胃内的水声，这是由于一次性摄入的水过多，胃阳相对不足而形成的胃中停饮证。随着时间的推移，大部分人可以自行缓解，严重的需要用中药来治疗。如果长期大量饮水，超过身体的代谢能力，会损伤脾阳和肾阳，导致一系列问题。特别是在脾阳或肾阳不足的人群当中，更容易见到这种情况。

为什么有时候水越喝越渴

在天气炎热或剧烈运动后大量出汗时容易口渴。这时候很多人喜欢大量喝水。有些人喝水后出现口渴，接着喝就会越来越渴。这是怎么回事呢？

中医认为，这种情况属于水饮停聚，阻碍气机升降，导致津液不能上承于口。只要等一段时间，大部分人是可以自己恢复的。如果不能恢复就需要用中药来治疗了。

从西医的角度讲，这是因为大量出汗会导致体内水分丢失，盐分与矿物质也随着汗液流失，此时大量饮水就会造成体内电解质稀释，产生饥渴感，甚至出现眩晕、乏力等症状，这种情况也被称为水中毒。此时除了补水，还应适当补充电解质。可以用下面的方法：

一是使用口服补液盐或自制淡盐水。人体在大量出汗后，随着汗液的排出，体内的盐分也会大量流失，容易造成脱水现象。所以，人在大量出汗后首先需要补充盐分，而淡盐水是最佳选择。在医用上，最好的选择是口服补液盐，因为它是低渗溶液，容易被小肠迅速吸收，能快速有效地纠正脱水和电解质紊乱。参考口服补液盐，我们可以自制淡盐水。取一升 30℃—40℃ 的水，其中添加 3—6 克的盐，为了改善口感，可以再加入少量的糖或者蜂蜜，这样无论是温度和口感都比较适合。另外，100% 果汁、蔬菜汁里面的电解质也很全面，可以直接饮用作为电解质的补充剂。

在补充电解质水时一定要谨慎选择。根据 GB15266-2009《运动饮料》中要求，钠含量应为 50—1200 毫克 / 升，钾含量应为 50—250 毫克 / 升。目前市面上大部分电解质水实际上是含有电解质成分的"饮料"，这些饮料中电解质钾的含量浓度较低甚至失衡，所以一定要选择正规合格的电解质饮品。还需要注意的是，可以选择含有糖分的电解质饮品。根据《食品营养标签管理规范》中的规定，固体或液体食品中糖含量不高丁 5 克 /100 克（毫升）时，产品标签中可声称"低糖"。如果固体或液体食品中糖含量不高于 0.5 克 /100 克（毫升）时，产品标签中可标注"无糖"或"不含糖"。选择含糖电解质水时，饮品中的糖分有助于小肠更好地吸收水和电解质，但要尽量选择无糖或不含糖的电解质饮品。

如果人体在短时间内大量丢失水分和电解质，并出现呼吸急促、恶心、肌肉抽搐，甚至幻觉或昏迷现象，服用电解质水或饮品无法得到缓解时，要及时送到医院就医。

特别需要注意的是：如果没有出现短时间内大量丢失水和电解质的情况，比如大量出汗、严重的腹泻和呕吐，但仍出现喝水后不能解渴的症状，要警惕下列这些疾病。

一是甲状腺功能亢进症。这种疾病会加速新陈代谢，导致体内水分消耗增加而引发口渴，即使喝水和补充电解质也不能缓解口渴。

二是糖尿病。由于患者体内血糖水平过高，会出现多尿现象，引发脱水，进而造成口渴，30%—50%的糖尿病患者都会出现口渴口干的现象，补充水或电解质后依然难以缓解。

三是尿崩症。尿崩症是一种由于抗利尿激素部分或完全缺乏，或是肾脏对抗利尿激素不敏感，从而导致肾脏吸收障碍的疾病。患者会表现出极度口渴，需要大量喝水，并伴有大量排尿等症状，即使补充大量水分也不能缓解口干口渴的状况。

四是干燥综合征。这是一种全身性风湿免疫性疾病。主要由免疫系统失调紊乱引起，免疫细胞攻击身体的唾液腺、泪腺，这就造成了口渴状况的发生。病情严重时会影响患者睡眠质量，因为口渴，患者夜里会多次起床喝水。该病多发于40—50岁的女性，即使补充大量水分，口渴状况依然得不到缓解。

第三章

醒脑美颜需养脾

脾主升清的含义

中医常说脾主升清。这里的"升"是上升、向上的意思。"清"指的是精微物质。也就是脾通过脾气把质地轻清的精微物质向上输送到心肺，通过心肺的气化作用化生气血，滋养全身。有清就有浊，脾主升清与胃主降浊相对应。"浊"指的是向下排泄的"糟粕"。中医认为，脾和胃是一对相表里的脏腑，都在人体的最中部，在"五行"中都属"土"。人饮食后，在这里被筛选：好的、精华的部分，被脾气运送到心、肺以及头面；不好的、糟粕的部分则被胃气向下输送到大肠排出体外。

脾主升清还能促进体内水液的代谢，将水液输送到肺部，再通过肺的转化作用，将津液运输到全身。当组织器官利用完津液后，又可以经过肾和膀胱的气化作用，变成汗液和尿液排出体外。

脾主升清强调了脾气的运动特点是向上的。脾气除了有将精微物质向上输送的功能外，还有升举内脏的作用。人体内脏居于体内，位置相对恒定，依赖气的升举作用。脾胃都位于人体中部，中医称为中焦，是气升降出入的关键部位，脾升胃降促进其他各脏腑的气机升降，是脏腑升降之枢。脾气主升，升举内脏，从而维持内脏位置的相对恒定。若脾气虚弱，升举无力，可导致内脏下垂，如胃下垂、肾下垂、子宫脱垂或脱肛等，称为中气下陷，或脾气下陷。

要想醒脑还需健脾

许多人在疲劳时或熬夜后会出现头脑不清醒的感觉，严重的还会头晕耳鸣，这主要是因为脾胃是后天之本，气血生化之源。而且脾脏具有升清的作用，可以将饮食水谷化生的精微上输到头面，为脑以及头面的眼耳鼻舌等器官提供营养。当脾胃虚弱的时候，脾气亏虚，运化功能失常，导致气血生化乏源，脾脏的升清功能下降，头面的七窍得不到饮食水谷的精微滋养，不仅容易引发耳鸣，还会出现嗅觉和味觉的减弱，只不过耳鸣容易被察觉而嗅觉味觉减弱容易被忽略。同样地，脾虚清阳不升的时候，脑也得不到滋养，容易出现头晕头痛的症状。

另外，脾气虚弱容易导致气机升降异常，出现浊阴不降的问题。头面部的脑与官窍代谢产生的废物，也就是我们说的痰湿，不能随气的下降而停留局部，导致湿蒙清窍而产生头晕蒙、不清醒的感觉，《黄帝内经》中用"首如裹"来描述这种现象。因此脾不升清不仅导致脑与头面官窍失养，还会导致胃不降浊，在上的痰湿不能下降，难以离开头面，进而影响脑与头面官窍的功能，所以脾不升清，容易导致头晕耳鸣。

只有健脾养胃，让脾气充盛，清气才能上达于脑，头脑自然清醒，耳聪目明。

健脾的食材

许多食物都有健脾醒脑的作用，如鸡蛋、芝麻、山药、红枣、龙眼肉、核桃、南瓜、莲子等。这里推荐几个健脾醒脑的食谱：

鱼头豆腐

材料：鱼头1只、豆腐6小块、草菇250克（其他蘑菇均可）、葱段、姜片、花椒几粒、黄酒、胡椒粉。

做法：第一步，鱼头收拾干净，一剖两半。草菇洗净切瓣，豆腐入锅加水煮开，去除豆腥味，切块。第二步，砂锅加水煮开待用，炒锅入油将鱼头煎黄后，放入葱姜炸香，加几粒花椒和一点黄酒。第三步，将鱼头倒入一旁煮滚水的砂锅内，大火保持片刻转中火继续炖煮，待汤色发白时，下入豆腐和草菇，稍煮一会儿，约十分钟即可。给盐调味，撒入一点胡椒粉和葱花。

南瓜虾丸汤

材料： 鲜虾、南瓜、冻豌豆、黑胡椒粉、盐、料酒、鸡精。

做法： 虾去皮去虾线，用盐抓洗干净并沥干水分；虾剁成细腻的虾泥，加料酒、少许黑胡椒和盐抓匀。南瓜去皮蒸熟，加适量水，放料理机里打成细腻的糊；南瓜糊倒入锅内烧开后，加入焯过水的豌豆，加盐和糖调味。转最小火，用抹了油的勺子将虾丸一个个舀入汤内，全部完成后，再转大火煮开后即可。

红枣栗子花生饭

材料： 大米 1 碗、栗子 20 粒、红枣 6 颗、花生 1 小把。

做法： 栗子切成小块，红枣去核切成小块，花生洗净（不去红皮）。大米淘净后与栗子、红枣和花生一起放入电饭锅，焖熟即可。

脾主统血的含义

　　脾统血是脾的一个重要功能，统即统摄、控制的意思。脾统血是气的固摄作用的表现，脾气具有统摄血液在经脉中正常循行，防止血液逸出脉外的功能。若脾气健运，气血生化正常，则气固摄血液的功能得以正常发挥，血液不至于逸出脉外而发生出血症状。反之，若脾气虚弱，运化血液无力，气血转化不足，脾气固摄血液的功能减弱，则会导致血液逸出脉外而发生各种出血症状。脾不统血通常是在脾虚时间较长的情况下才会出现的，所以中医将人体各种慢性出血症状的疾病如便血、尿血、崩漏、皮下瘀点瘀斑等，统称为脾不统血证。

贫血产生的原因

　　贫血产生的原因很复杂，从中医的角度讲，贫血患者一定存在血虚证候，同时伴有气虚的一系列症状。贫血患者常常感到疲劳、乏力，严重时力不从心，伴有精神倦怠，面色苍白或萎黄，头晕眼花，气短等症状，这些都是气虚的表现。贫血常见的心悸、失眠、月经量少、血色淡等都是血虚的表现。从中医辨证上来讲，大部分贫血患者都属于气血两虚证。

从贫血产生的原因来看，最常见的是营养缺乏和慢性失血。中医认为，脾帮助胃和小肠腐熟水谷、吸收水谷精微，并将水谷精微输送到心肺，在心肺之气的作用下，化生气血。脾胃气虚会导致食欲下降、进食减少，或消化不良，脾胃不能将水谷化生精微，进而影响气血的生成。而脾气虚又会导致脾不能将血固摄在血管（脉）内，引起出血。这种出血往往是慢性的。所以贫血与脾的关系十分密切。在临床上，中医治疗贫血多采用益气养血的方法，如使用当归补血汤、补中益气汤等。

贫血的食疗

临床中，贫血的患者最常见的是缺铁性贫血，这类患者需要补充铁元素，如果是轻度贫血，适当吃些富含铁元素的食物即可，如动物肝脏（猪肝、鸡肝、鸭肝等）、红肉（猪肉、牛羊肉等）、鸡血、鸭血等，也富含铁元素。许多蔬菜水果的含铁量也比较高，如菠菜、苋菜、南瓜、黑桑葚、樱桃等。

现在不少人崇尚素食，导致蛋白质摄入不足而出现贫血。这些人需要增加摄入富含蛋白的食物，如各种肉类、鱼类、蛋类、牛奶及奶制品，以及豆类及各种坚果。从蛋白质的质量来看，动物类的蛋白氨基酸组成更符合人体的需要，也就是说，鱼肉蛋奶的蛋白质质量更好。如果不适应肉类食物，可以选用蛋类、奶制品，以及蛋白粉等来补充蛋白质。需要特别注意的是，选购蛋白粉时，应尽量选用配料表中动物蛋白含量高的产品。

补益气血的食疗方：

治疗贫血的食疗食谱有很多，以下是一些推荐的食疗方：

枸杞子红枣煲鸡蛋

材料：枸杞子 20 克、红枣 10 枚、鸡蛋 2 个。

做法：枸杞子、红枣、鸡蛋同煮，蛋熟后去壳再同煮 10 分钟。吃蛋饮汤，每天或隔天 1 次。有补虚劳、益气血、健脾胃等功效，可治疗贫血症，还可用于调理体质虚弱、头晕眼花、健忘失眠、视力减退等症状。

猪肝粥

材料： 猪肝（其他动物肝脏也可）100—150 克、粳米 100 克。

做法： 先将猪肝洗净切碎，与粳米一同入锅，加水 1000 克及葱、姜、油、盐各适量，先用旺火烧开，再转文火熬煮成稀粥。日服 1 剂，分数次食用。此方具有益血补肝、明目的功效，适用于血虚萎黄、贫血、慢性肝炎、夜盲、青光眼等症。

当归羊肉汤

材料： 山羊肉 400 克切块，黄芪、党参、当归各 25 克（纱布袋装）。

做法： 将上述食材放入砂锅，加水 1000 毫升，文火煨煮至羊肉烂熟，放入生姜 25 克和适量食盐，吃肉喝汤，经常食用。此方最适合脾肾阳虚贫血患者食用。

猪血菠菜汤

材料： 菠菜 150 克、猪血 100 克、盐 2 克、大葱 5 克、生姜 3 克、香油适量、枸杞适量。

做法： 菠菜清洗干净切段。猪血切厚片，锅中加水将猪血焯烫后捞出备用。砂锅中放少许底油，小火爆香葱、姜。放入焯好的猪血翻炒，加入一小碗高汤煮开。放入菠菜、盐，煮至菠菜变色，滴香油，撒上枸杞即可。此方适用于缺铁性贫血。

阿胶红枣木耳粥

材料： 阿胶 15 克、红枣 10 枚、黑木耳 10 克、糯米 100 克。

做法： 先将阿胶捣碎，黑木耳用温水泡发、洗净，大枣去核。接着，将黑木耳、红枣与糯米同煮，粥将熟时加入阿胶，搅拌化开即可。每日早、晚餐温热服食。此粥益气补血，适用于血虚头晕及缺铁性贫血等症。

芹菜炒猪肝

材料：猪肝 200 克，芹菜 300 克，酱油 25 克，糖、盐、生姜、大蒜适量。

做法：将猪肝洗净，切成薄片，用料酒、生抽、盐、胡椒粉和淀粉将猪肝片腌制 10—15 分钟，以去腥和入味。将芹菜洗净切段。可以保留一些芹菜叶（芹菜叶的营养也很丰富）。姜切片，大蒜切末，葱切段。热锅凉油，油热后先放入姜片和大蒜末爆香。加入腌制好的猪肝，快速翻炒至猪肝变色，七八成熟即可。加入芹菜段继续翻炒，芹菜炒至断生后，加入葱段，快速翻炒均匀。根据口味加入适量的盐和生抽调味，炒至猪肝完全熟透，芹菜也熟软即可。此方补铁，适用于缺铁性贫血。

当归羊肉汤

材料：当归 15 克、生姜 15 克、羊肉 250 克、山药 30 克。

做法：羊肉洗净、切块。用纱布把当归包好，与羊肉块、生姜片、山药一同放在砂锅中，加水炖至羊肉熟烂，再放入食盐即可。每星期吃 3 到 4 次，连续吃 20 天。

阿胶瘦肉汤

材料：瘦猪肉 100 克，阿胶 10 克。

做法：瘦肉洗净、切块，放砂锅中，加水炖熟。然后往里面加入阿胶，继续炖至阿胶烊化，加入食盐即可。隔天服用，连续吃 20 天。

乌骨鸡汤

材料：乌骨鸡、黄芪 20 克、大枣 10 克、当归 15 克、党参 15 克。

做法：将乌骨鸡与黄芪、大枣、当归、党参同煮。此方气血双补。

饮食均衡与注意事项：

饮食应均衡，肉与蔬菜类食物合理搭配，避免偏食。

改变不良饮食习惯，如长期喝浓茶、咖啡等，这些都可能影响铁的吸收。

通过合理的食疗方法，可以有效改善贫血症状，但需注意食疗不能替代医疗，如贫血严重，应及时就医并遵循医生建议进行治疗。

我们的血液按规律运行

血液的运行不仅仅依赖于脾，同时与心、肺、肝关系密切。

脾为后天之本，气血生化之源，脾胃所化生的水谷精微是化生血液的最基本物质。脾统摄血液在脉中运行，能防止血液溢出脉外，控制血液正常运行。心主血脉，心脏的搏动是血液运行的最基本动力。心气推动和调节血液在脉道中运行，循行流注全身，发挥濡养和滋润作用。肺朝百脉，肺主一身之气，调节气机，辅助心脏推动和调节血液运行。血液运行依赖气的推动，随着气的升降运至全身，肺通过呼吸将气推动至全身，促进血液的正常运行。

肝藏血，具有贮藏血液、调节血量的功能。血液化生后贮藏于肝脏，随人体活动量需要而向机体外周输布，维持各脏腑功能及全身筋骨运动。同时，肝主疏泄，可以调畅气机，推动血流，保障血行畅通无阻。

血液的正常运行是心、肺、脾、肝四脏协同作用的结果，任何一脏出现问题都会影响血液的正常循行。

如何拥有健康美丽的容颜

常言道"爱美之心，人皆有之"。而人的美，最直观体现的就是姣好的面容。不仅女性，现在许多男性也希望容颜俊美。但是很多人面色萎黄，或者苍白得没有一点血色，一看脸蛋就病恹恹的、无精打采的，气色很差。许多人买了各种护肤品、化妆品，去美容院做各种皮肤护理和修复，但效果不佳。这是为什么呢？

从中医的角度看，皮肤需要靠脏腑的气血来温润濡养。《黄帝内经》中多次提到"血气和则美色""夫精明五色者，气之华也"等内容，说的就是人的面色依赖气血的充养，是气血充盛与否的外在表现。著名中医教授赵法新讲过："气色者，气血之和谐也……气色白，血色赤；气为神，血为姿。气充血足，自然和颜悦色，神清气爽，丰腴光泽，靓丽有神，气色红润，白里透红，如帛裹朱，容光焕发。"

气血与脾胃的关系十分密切。脾胃乃后天之本，为气血生化之源，还是脏腑气化升降的枢纽。脾胃健运，正常腐熟、运化水谷，并将水谷精微转输心肺，才能化生出足够的气血以濡养面部肌肤；脾胃健运，气机调畅，气血充盛，皮肤得以滋养，如此，才能面色红润、有光泽、弹性好。相反，如果一个人脾胃不好，气血生化不足，或者脾胃气机失调，皮肤就不能得到足够的气血濡养，必然会使皮肤苍白或萎黄粗糙黯淡。现在很多人出于各种原因而饥饱失常、饮食节律紊乱、起居无常、工作压力大、运动量少、烟酒过度、环境恶化，导致脾胃受损，出现皮肤松弛、面色黯淡等问题，虽然可以通过化妆品加以掩饰，但不能解决根本问题，所以，"欲要靓丽，当调脾胃"。

我们还要记住并做到调养脾胃的十二个字的秘诀。即动为纲，素为常，莫愁肠，酒少量。

"动为纲"是指我们平常要坚持适当运动，这样可以增进食欲，促进消化吸收，使气血充足，滋养肌肤。"素为常"是指我们平时饮食尽量做到清淡一些，多吃五谷杂粮，适量蛋、奶及豆制品，新鲜果蔬及适量瘦肉鱼虾等，不要贪吃甘肥厚腻的大鱼大肉或刺激性食品。"莫愁肠"是指我们要保持良好的心态，尽量做到心绪平和、少发脾气、不急不躁，关关难过关关过，前路漫漫亦灿灿，要有良好的乐观心态。"酒少量"是指我们在日常生活中，特别是社交场合，如果无法避免饮酒，一定要适量。只有做到这些，脾胃才能得到保养，气机调畅，确保正常运行，才能够使气血充足，滋养好肌肤，拥有好气色。

月经是女性健康的晴雨表

月经是女性年轻的标志，而月经是否正常，则是女性健康的晴雨表。脾胃是统血之源，脾胃健旺月经才能正常。

从花季少女至中年，每个成熟的女性都会与月经相伴三十余年。它来了让人烦，该来不来也让人烦。不同年龄的女性，被月经困扰的原因也不尽相同。

月经的到来是女性成熟的标志。从中医的角度看，从出生开始，肾中精气随着身体的发育逐渐充盈。当肾中精气充盈到一定阶段时产生天癸，天癸的产生在女性表现为"月事以时下"，标志着女性具有生殖能力。随着年龄的增加，女性一般在四十九岁左右出现绝经，中医认为绝经的出现是因为天癸耗竭，也是丧失生育能力的标志。

月经的周期性变化反映了女性的内分泌系统的状况，影响情绪、皮肤状况、新陈代谢等。对于月经周期正常的女性，可以通过月经是否延迟来判断是否怀孕。

从中医角度讲，月经按时来潮，经量、经血颜色、质地都是判断女性身体状况的重要依据。

正常的月经：周期21—35天，平均26—28天，经期2—7天，平均4—6天。经量在20—60毫升之间，一些最新研究认为5毫升也算正常月经量。

异常的月经：如果月经周期少于21天或超过35天；或月经持续时间超过8天；或连续3个月经周期没有来月经，

或绝经后出现阴道出血；或月经量少于 5 毫升或大于 80 毫升；或月经前或行经期内出现腹痛、腰骶痛、头痛、痉挛、恶心呕吐，都算异常月经。（5 毫升的月经量参考：以卫生巾为测量标准，日用卫生巾一半完全湿透大约是 5 毫升。）

特殊的月经：如果月经每两个月来潮一次，称为"并月"；每三个月一次，称为"季经"；一年来潮一次，称为"避年"；终身不来月经而能受孕者，称为"暗经"。受孕初期仍按月有少量月经而胎儿发育正常者，称为"激经"，这些特殊的月经无须治疗。

脾胃的功能对于维持正常的月经十分重要。中医认为月经之所以能够按时来潮，是因为气血充盛，胞宫满溢。而脾胃为气血生化之源。脾胃健旺，可以将水谷化生精微，进而充养气血。脾胃虚弱，气血化生无源，会导致月经量少，严重者出现闭经。脾气虚，作为气机枢纽的功能障碍，容易出现气机滞涩，进而导致肝气郁结，而致月经先后不定期。脾还有一个重要的功能　统血。当脾气虚时，不能统摄血液，血不循经，而出现经期延长甚至发展为崩漏。当出现崩漏时，由于异常的出血导致气血的耗伤，会进一步损伤脾气，形成恶性循环。

总之，对于女性来说，正常的月经依赖于充盛的气血，而气血的化生又依赖于健旺的脾胃。顾护脾胃，是保证月经周期的重要环节。

脾胃的养护

避免过度减重

许多女性为了追求苗条的身材而严格控制饮食，殊不知这种做法会对身体造成损伤。如果进食不足或饮食单一，脾胃摄入的水谷不足，自然不能化生精微，进而影响气血生成，脾气得不到补充，导致脾气虚，严重时会出现血虚。气血不足，自然胞宫不充，出现月经减少或闭经。发为血之余，血虚时容易出现脱发、头发干枯、生长速度减慢。气血不足，皮肤得不到滋养，会出现面色萎黄，皮肤干枯、松弛等问题。

从西医角度讲，过度减重严重影响身体健康，主要包括以下几个方面：

过度减重容易导致营养不良，身体无法获得必要的营养素，如蛋白质、维生素、矿物质等。这不仅会影响身体的正常生理功能，还会导致免疫力下降，增加患病概率。过度减重会加速体内铁、钙等矿物质的流失，长期如此容易引发缺铁性贫血和骨质疏松。

对女性来说，过度减重可能导致内分泌失调，进而影响月经周期和月经量。长期月经紊乱还可能引发不孕不育等问题。

头发的健康需要充足的营养支持，过度减重会导致头发毛囊萎缩，引发脱发。同时，减重导致的皮下脂肪减少还会使皮肤得不到支撑，出现皮肤松弛和老化等问题。

过度减重可能导致胃肠道功能紊乱，出现胃痛、腹泻、便秘等症状。此外，减重过程中身体脂肪过低还可能影响心脏功能，增加患心血管疾病的风险。

过度减重还可能对心理健康造成严重影响，导致情绪不稳定、焦虑、抑郁等精神障碍。在极端情况下，还可能发展为厌食症。

减重前，先评估一下自己是不是肥胖很重要。肥胖的判定有以下几种方法：

体脂率判断法：这个是金标准，一般需要到医院用精密仪器才能实现；

理想体重法：这也是我们常用的简便方法，计算公式如下：理想体重（千克）= 身高（厘米）–105，体重在理想体重 ±10% 的范围内算正常；

体重指数法：BMI= 体重（千克）/ 身高（米）的平方，

我国人群正常范围为 18.5—23.9，若 BMI ≥ 24 为超重，BMI ≥ 28 为肥胖。

腰臀比法：男性腰围 >90 厘米，女性腰围 >80 厘米，为超重肥胖者。

如果评估后确实属于肥胖，需要减重，也需要选用科学的方法。如何正确减重呢？

体重超标的主要原因是能量摄入超过能量消耗。中国营养学会建议，成年男性轻、中度体力劳动者每日需 2400—2700 千卡，女性则为 2100—2300 千卡。要维持匀称体形，需严格控制能量摄入，确保不超过每日需求。通过计算热量需求和摄入，调整饮食和运动量，使热量达到负平衡，即可实现减重的目的。

可以根据个人的身高和体重计算出一日能量需求，公式为：身高（厘米）减去 105 得到理想体重（千克），再乘以能量系数（卧床者 15 千卡 / 千克、轻身体活动者 20—25 千卡 / 千克、中等身体活动者 30 千卡 / 千克、重身体活动者 35 千卡 / 千克）。根据不同个体的基础代谢率和身体活动水平，可以分别给予超重和肥胖个体 85% 和 80% 的摄入标准，以达到能量负平衡。对于男性，推荐每日能量摄入量在 1200—1500 千卡；对于女性，推荐每日能量摄入量在 1000—1200 千卡。

例如，身高 1.8 米，体重 100 千克男性，办公室文员，BMI 为 30.86，属于肥胖。每日所需热量为（180–105）×25=1875 千卡，按 80% 热量摄入，为 1500 千卡。也就是说，坚持每日摄入热量在 1500 千卡左右，维持原有的运动量，即可达到减重目的。

许多人在减重时陷入了一些误区，如不吃早餐，低碳水饮食及生酮饮食，长期极低热量饮食或靠服用补充剂减重等，以期达到快速减重的目的。这些做法是不可取的。因为快速减肥，常常会盲目增加大量的运动量，这些运动往往是有氧运动或者是超负荷运动，这样的过度运动会出大量汗液，致使体内水分快速流失和肌肉的消耗，而并非减去真正的脂肪，这样反而容易造成反弹，有时还会对新陈代谢造成影响。因此，这种减重方式是不可取的。

如何正确减重

要想在保持身体健康的状态下达到减重的目的，我们应该做到以下几个方面。

一是培养良好的习惯。首先要保持充足的睡眠。成年人需要 7—9 个小时的充足睡眠，这样可以保证脾胃在夜里有充足的消化时间，确保其功能的正常运行。因为睡眠的多少会影响到身体的激素水平。如果睡眠不足，可能会导致一些激素分泌异常，增加饥饿感，使食物摄入增多，导致体重增加。其次是适量多喝些水，有利于促进新陈代谢，增加饱腹感。再次，要保持放松心情，减轻压力。因为压力过大，人长期处于压力过大的状态下，有可能导致皮质醇水平升高，使脂肪在体内堆积。为了缓解压力可以通过深呼吸、瑜伽或冥想等方式放松心情。

二是合理安排健康饮食。在日常生活中，我们的饮食非常重要，要尽量做到营养均衡，合理搭配的饮食习惯。每天要确保摄入足够的优质蛋白质，如瘦肉、鱼、虾、蛋、奶及豆制品。还要摄入健康的富含脂肪的食品，如核桃、松子、牛油果、黑芝麻等。同时需要有适量的碳水化合物及新鲜果蔬等。在保持营养均衡饮食的基础上，不要暴饮暴食，控制好饮食的总体热量，确保摄入的热量总和不能超过身体的每日消耗的热量。

三是要科学运动锻炼。为了有效促进脂肪在体内的燃烧，建议每周至少累计进行 150 分钟中等强度或 75 分钟高强度的有氧运动，比如游泳、快走、骑行、打球等运动健身方式。另外，除了有氧运动外，为了增加肌肉力量，建议每周进行 2—3 次力量训练。力量训练可以增加肌肉量，提高基础代谢率，使人在休息的时候也能燃烧热量，达到减重的目的。同时可以进行瑜伽、普拉提等身体柔韧性训练，可以使身体得到塑形，使体形线条优美，增强身体的平衡性。

综上所述，减重需要有耐心和持之以恒的毅力。要根据自身的体质量身定制减重目标，阶段性地一步步实现计划，不要过分关注体重秤上的数字，而要关注体脂率、身体健康程度和身体围度的调整和改善。这是一个漫长的过程，要树立自信心，保持良好的乐观心态和耐力。

适当运动，避免过度运动

坚持运动好处很多：可以增强心肺功能，改善睡眠，预防老年痴呆，提高骨骼强度，增加关节稳定性和灵活性，降低高血压、高脂血症、静脉栓塞的发生率。运动也是减重和控制体重的有效手段，经常运动的人患糖尿病及代谢综合征的风险也较小。当然，减重过程中运动是不可缺少的，但是如果运动方法和强度不当，会损害人体健康。

从中医的角度看，过度运动会带来诸多问题。

在中医理论中，阳气被视为人体生命活动的重要原动力，具有温养、推动、气化等作用。适当运动，如散步、太极拳等，可以调和气血，促进阳气的升发，增强身体素质。然而，当运动过度时，如长期剧烈运动或运动时间过长，就会消耗大量的阳气，甚至导致阳气受损。特别是在晚上，过度运动还会影响阳气的收敛和潜藏，长此以往会耗伤精血，使人精神萎靡。对于体质虚弱的人来说，更要避免剧烈运动，因为剧烈运动会导致身体大量出汗，不仅耗伤阴液，更会耗伤阳气，引发一系列健康问题。

过度运动容易损伤筋骨。《黄帝内经·素问·宣明五气》中提到"久立伤骨，久行伤筋"。中医认为肾脏与骨骼的生长发育密切相关，长期高强度训练或频繁运动可能会损伤肾精，导致骨髓空虚，引起腰膝酸软，关节软骨、韧带损伤等一系列问题。

中医认为形神合一，长时间、高负荷的运动不仅对身体造成负担，还会给精神带来压力，可能出现焦虑、抑郁等心理问题。

从西医的角度讲，过度运动对人体造成的危害包括多个方面。有些人在运动过后会出现肌肉酸痛，但很快或过一段时间就能恢复。但如果运动过后出现不正常的酸痛并且很长时间无法恢复，这就是运动过度造成的。这是因为过度运动可能导致肌肉内的钙离子水平浓度过高，造成钙代谢紊乱，使人感到不正常的持续酸痛。

过度运动会让我们容易产生饥饿的感觉，在运动后有强烈的吃东西的需求，平时自己不怎么喜欢的食物，这时候都感觉饥不择食，统统想吃到肚子里。这是无意识中吃掉更多的东西，这也是过度运动的表现。过度运动有可能导致心肌毛细血管持续紧张，使得心肌发生缺氧性损伤。从而使人出现胸闷、心律不齐、运动后心率恢复过缓等不适症状。

过度运动还有可能造成头晕、头疼、记忆力下降或失眠等。因为过度运动会刺激大脑神经过度兴奋，有可能使人感到焦躁不安，从而无法平静，导致失眠。过度运动会导致汗液大量排出，可能致使肾脏血液流量减少，从而引起肾脏急性损伤。此外，过度运动还可能使肌腱受损。有时候人们之所以在运动之前就感觉很累、没有精神，从生理和心理上都对运动都有抵触，这也是过度运动的一种表现。

过度运动还可能使有效血容量骤减，造成血压快速下降，甚至引发运动性休克。适当的运动可以使我们的免疫力和机体的抵抗力增强。而过度运动还有可能造成人体免疫力下降，致使身体乏力、容易感冒，增加机体感染的概率和各种疾病的感染风险。运动过度会导致体内自由基水平升高，使得身体抗氧化能力降低，从而加速衰老。

要想保持健康，我们要正确选择运动。

中医认为，运动可以调节阴阳平衡，阳气为生命之本，运动可升阳，使生命力旺盛。适度的运动使阳气升发而不耗散，能够推动气血运行，畅通经络，有助于身体健康。

不同的人体质不同，运动的目的也不同，所以运动方式、运动强度和运动量也要因人而异。中医的一些导引法，如太极拳、八段锦、五禽戏等适应范围广泛。八段锦是一种简单易学的养生导引，适合各年龄段的人群，有助于增强筋骨、调节脏腑功能。太极拳动作缓慢、柔和，有利于调节情志、缓解压力，长期练习可以提高身体免疫力，预防心血管疾病。而五禽戏模仿五种禽兽（虎、鹿、熊、猴、鸟）动作，有助于舒展筋骨，增强肌肉力量，提高身体协调性。

中医养生主张运动要适度，以微出汗为好，不主张大汗淋漓。运动时间也要适度，不宜过长，以免劳累过度。例如，太极拳的练习时间每次以30—60分钟为宜。运动应顺应昼夜节律与季节，如早上应在太阳出来后锻炼，晚上则不宜进行剧烈运动；夏天是阳气生发最旺盛的季节，最适宜运动出汗，而秋冬季节则应以收藏为主，不宜进行大量运动。

除了上述的导引法之外，还可以选择其他运动方式。

对于普通人来说，如果为了健身，中低强度的运动如快走、骑车等每周 150 分钟就足够，强度偏大的运动如跑步、球类等每周 75 分钟就足够。运动是循序渐进的过程，刚开始用低强度，时间尽可能维持在 20 分钟，往后慢慢地增加到每天每次 1 小时左右是比较合适的。

如果需要减脂或是增肌，那么运动的强度和运动量要在以上基础之上增加。对于减重来说，每周减一公斤比较合适，减得太多可能对身体造成伤害。对于减脂来说，可以做一些低强度、长时间的有氧运动，如慢跑、游泳、自行车等，同时也要增加一些抗阻的肌肉训练，可以在健身房做一些低强度的力量训练。

对于老年人和有慢性疾病的人群，建议做一些力所能及的运动，运动强度和运动量要根据自己的身体状况进行，运动时心率最大值为（220- 年龄）× 60%-85%，一旦出现呼吸困难、头晕目眩、心率过快等危险现象要立即停止。

第四章

忧愁思虑脾胃伤——
脾藏意，在志为思

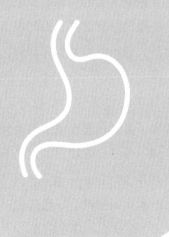

中医眼中的认知、情绪与脏腑的关系
——形神合一

现代社会的快节奏和高效率要求人们不断适应和应对各种变化。人们需要不断学习和提升自己的能力，以应对职场竞争、家庭责任以及社会期望等多方面的压力。随着科技的进步，人们每天接触到大量的信息和数据，这些信息不仅来自工作和学习，还来自社交媒体、新闻报道等各个方面。信息的海量涌入使得人们难以有效处理和筛选，进而产生信息焦虑和压力。

虽然社交媒体等现代通信工具拉近了人与人之间的距离，但同时也带来了虚拟社交环境中的比较和评价压力。此外，现代生活中的一些不良习惯，如饮食不规律、缺乏运动等，也会加重心理压力。这些不良习惯不仅影响身体健康，还会对心理状态产生负面影响，导致焦虑、抑郁等心理问题的出现，以及躯体化症状、心身疾病等。

对于这些问题，中医学有其独特的理论，如形神合一、五脏藏神，以及丰富的实践经验和一系列行之有效的预防与干预手段。

我们常说的认知是一个心理学的概念，指人们获取知识、理解世界、解决问题和进行思考的过程，包括感知、注意、记忆、思维、语言等方面。情绪通常是指内在的主观感受，如快乐、悲伤、愤怒、恐惧等。情绪不仅反映到我们的面部表情、身体语言、声调变化等方面，还会伴随着特定的生理变化，如心跳加速、血压升高、肌肉紧张、胃肠运动改变等。

在中医理论中，神的概念有广义和狭义之分。广义的神是人体生命活动的总称，包括整个人体的形象及面色眼神、言语、肢体活动姿态、心理活动等。狭义的神是人们的精神意识思维活动，包括人体的心理活动，即中医所说的魂、魄、意、志等意识思维过程，以及怒、喜、忧、思、悲、恐、惊等情绪。中医认为，狭义的神是在脏腑功能活动的基础之上表现出来的精神、意识、思维等精神活动，以及情感、思维、想象的心理活动。神通过感知器官感知客观事物，并由此产生意识、思维、情感等。

中医学理论中的形，是对以各种形式存在的物质的概括。它不但包含自然界中一切有形的物质，也包含中医独特的物质概念——无形可证的气和精。归纳起来，形的主要含义为以下几点：一是指人的形体；二是指可度量描绘的脏腑、经络，以及体内实存的精微物质；三是疾病反映于外的体征。

中医认为，形为神之质，神为形之主，形神一体，相互依托、相互影响。

形为神之质是指神以形为物质基础，除表现于精气的化生作用之外，还表现在神对形体的依赖性。化生作用是指在阳气的作用下，在脏腑中发生的物质的转化和新物质的生成，如脾胃消化水谷，将水谷中的营养转化为人体的精微物质（气、血、津液、精）。形生则神生，形存则神存，形谢则神亡。而且神的功能正常与否也与形体的健康息息相关。所以中医有调养气血以调养精神的养生原则，也阐明了神依附于形体，由形体充养的道理。

神为形之主是指神统摄和调节形体脏腑经络的功能。古人已经认识到了神对于形体的统驭作用。张景岳在《类经》中指出："精之与气，本自互生。精气既足，神自旺矣。虽神自精气而生，然所以统驭精气而为运用之主者，则又在吾心之神。"

形体的强弱直接决定神的盛衰。如《黄帝内经·灵枢·营卫生会》篇云："壮者之气血盛，其肌肉滑……其营气衰少而卫气内伐，故昼不精，夜不瞑。"《黄帝内经·灵枢·邪客》篇："心者，五脏六腑之大主也……心伤则神去，神去则死矣。"形强则神强，邪气不能侵，形弱则神弱，神去则死。虽然《内经》对形成精神意识思维活动的脏器认识不清，但是形与神之间的相互关联性确是事实。

神的强弱也能影响形的盛衰。古人注重形与神的调养，根据外界环境的改变来蓄养精神，以此来增强形体素质，使邪气不侵。疾病的预后取决于是否有神，通过神的有无可以判断疾病病情变化，例如，在焦虑或抑郁的时候会感到疲乏，因此人在出现心理问题时常伴有躯体症状。

形体的损伤会引起神的病理变化，如通过机体五色的变化可以诊断神的盛衰，偏食可能影响精神的耗散。反之，神的耗散也可能引起形的改变，如过度悲哀会引起气的消减。神受损后也可能引起组织器官的病变，导致形体损伤。例如，一些人在长期的焦虑的影响下出现高血压、冠心病、肠易激综合征等疾病。总而言之，外在的形体与内在的精神是相互统一的关系，内在思维活动与形体彼此相互影响，身体上的疾病必定会引起精神上的疲惫损伤，而精神意识上的伤心落寞、困顿抑郁也必定会引起身体机能的下降，产生一系列形体上的问题。

形神对生命均有重要的意义。形神相依，不可分离。《黄帝内经·素问·上古天真论》说："形与神俱，而尽终其天年。"只有当神与形统一在一起时，才形成人的生命，即"血气已和，荣卫已通，五脏已成，神气舍心，魂魄毕具，乃成为人"。当年事已高，"五脏皆虚，神气皆去，形骸独居而终"，这说明形神分离的结果就是死亡。

中医眼中的认知、情绪与五脏
——五脏藏神

　　早在西汉时期，中医就对认知、学习与思维产生的过程有了一定的认识。《黄帝内经·灵枢·本神》中第一次描述了认知、学习和思维产生的过程："所以任物者谓之心；心有所忆谓之意；意之所存谓之志；因志而存变谓之思；因思而远慕谓之虑；因虑而处物谓之智"，意思是负责感知和认识事物的是心，心里记住了一些东西就形成了意（感觉记忆、短时记忆），意持续存在并固定下来就成了志（长时记忆），根据志来应对外界的变化就是思考，因为思考而谋划未来就是虑，经过思考谋划而妥善处理事务就是智慧。

　　中医所说的狭义的神包括了现代心理学的意识、思维、记忆、想象、情感、知觉，和对全身各种生命活动进行自我调控的能力等内容。《黄帝内经》将其分为神、魂、魄、意、志五部分，后世称为五神，分别为五脏所主，具体来说，就是心藏神、肝藏魂、脾藏意、肺藏魄、肾藏志。在五神中，神是所有精神活动的概括，也是其他四神的主宰和统帅。

　　魂与魄是人类的精神活动的基本组成，此二者于出生时就已形成。魂是与气的运动相关的神，控制思想、意识、情绪、情感、智慧等，有兴奋性、主动性的特点；魄则是与生俱来的本能感知及运动能力，并在成长过程中逐渐增强和完善，这类功能，便以"魄"名之，如"气魄""魄力""体魄"等。

　　意除了意识、记忆的含义外，还可解释为心接受外界变化的刺激而有所反应，形成了初步的意向，为实现某种意愿而反复研究、思考的思维过程。

　　中医学中，志有两种含义，一是稳固地向往而准备付诸实施的思维活动，反映了人自己既定的目标并为之奋斗的心理过程及状态，与现代心理学所说的动机和意志的心理活动过程相似。二是指人的记忆。

脾藏意，在志为思，思伤脾

在中医学中，意与脾关系密切。《黄帝内经·素问·宣明五气》说："脾藏意。"脾藏意指脾脏主管人的思虑、思考、记忆、意念等意识活动。意与人的意念、念头息息相关，宁静状态下的意有助于脾之运化功能的正常。正如李东垣所说，"安心养神"与"调脾胃"具有双向的互益关系。

脾主运化水谷精微、化生营血，为后天之本。脾为意的功能活动提供物质基础，意依靠后天水谷精气的物质基础的充养，脾气的盛衰直接影响意的活动正常与否。营气（由脾化生的水谷精微所化生）是维持人思维活动，如记忆、思维的物质基础。只有水谷精微运化功能正常，五脏六腑有所养，意得到充养，才能有注意力集中、思路敏捷等具智慧性的表现，通过思考充分发挥出"智"的功能。此为营气充养之意。

人心起意作念的同时必然关联七情（怒喜忧思悲恐惊）。

七情之中"怒喜忧悲恐惊"这六种情绪要通过思来产生，如思而生虑为忧，思而肯定为喜，思而否定为怒，不假思索为惊为恐。任何正常情绪变化都有思的参与。而思的这种特点，正与脾在五脏居中属土、灌溉四脏的功能相应。人在被情绪影响时往往伴随着意的生理活动。此外，心神、肾志上下交通，靠的是脾居其中为枢纽，意（气）为之交通。意在脏归脾。意是心神的功能活动之一，又称"心意"。

"思伤脾"的原因主要是过度思虑，而过度思虑导致脾伤的机理主要体现在以下两个方面：

一是"思则气结"，《黄帝内经·素问·举痛论》曰："思则心有所存，神有所归，正气留而不行，故气结矣。"人们在过度思考之时，因神凝气止太过，而产生相应的气运行方面的病理变化，诸如气滞、气机不畅等，首先受到影响的就是脾胃的功能，出现食欲不振、腹胀、便溏等症状，久而久之影响其他脏腑。

二是"思则气血损耗"，由于"思则气结"，脾胃气机升降障碍，腐熟受纳及运化不力，终致气血化生无源；气血原本遍布形体官窍，以发挥濡养作用，过度思考之时则气血尽聚于心以供神之用，久而久之，气血必将耗损太过。此外，无论是"思则气结"，还是"思则气血损耗"，最终都会导致脾气亏虚。

过度思虑产生的原因有两种，一是过度用脑，二是持续处于焦虑状态。

用脑过度主要出现在两个人群中，一是脑力工作者，二是学生。很多人不了解怎样才是用脑过度，对于用脑过度的危害也是缺乏认识。当由于用脑过度导致一系列症状时，往往被误认为是其他疾病。用脑过度的表现比较复杂多变，因人而异。

短期用脑过度，容易出现头昏眼花、听力下降、耳热、四肢乏力、打瞌睡、注意力不集中、思维欠敏捷、反应迟钝、恶心、呕吐等现象。

长期用脑过度的人，大脑持续处于疲劳状态，不仅使学习和工作效率降低，而且引起生理和心理上的异常，产生一系列症候群。

心理机能失衡容易出现注意力不集中，看书时看不进去，学习工作时走神，不由自主地胡思乱想，从而影响记忆力、思维能力，影响学习，情绪方面通常表现为忧虑、紧张、抑郁、烦躁、消极、敏感、多疑、自卑、自责，表面上强打精神，内心充满困惑和痛苦、无奈和彷徨，不能工作和学习，甚至产生轻生念头。

生理机能失衡时，容易出现睡眠规律异常，白天精神不振，学习工作时易瞌睡、打哈欠、大脑昏昏沉沉，夜晚卧床后，大脑却兴奋起来，浮想联翩，难以入眠，乱梦纷纭，甚至直到天亮。或者虽然能睡着，但醒后大脑特别疲困，提不起精神。伴随着心慌、气短、胸闷、呼吸急促，出汗、手脚冰凉、头痛、失眠、肌肉紧张、疼痛，食欲不振、消化不良、腹胀、便秘或腹泻等躯体症状。

过度思虑会让我们头昏脑涨，那应该怎么缓解这些症状呢？

如果出现头昏脑涨的问题，我们可以从以下几个方面进行调整：一是让大脑放松下来，调整好休息的时间，合理安排工作；二是尽量做到睡眠充足，成年人的睡眠时间要保持在7—9个小时，且睡眠质量要高，使大脑得到充分的休息；三是适量增加运动，可以通过跑步、打球、游泳等有氧运动，也可以选择瑜伽、站桩、太极、八段锦等运动来缓解工作生活上的压力，放松心情，减轻大脑的负担，同时给大脑提供更多的氧气和营养；四是饮食上要营养均衡，确保健康营养，尽量做到多食用富含Omega-3脂肪酸、维生素和抗氧化剂的食物，这样更有助于进一步保护大脑健康。

缓解脑疲劳的按摩手法

百会穴：位于头顶正中心与两耳角直上连线中点相交处。可以用手掌按摩头顶中央的百会穴，每次按顺时针方向和逆时针方向各按摩50圈，每日2—3次。也可以用双手交替空心掌轻轻叩击百会穴，每次108下。

四神聪：位于头顶百会穴前、后、左、右各旁开1寸处，共4穴。用食指指尖按揉四神聪穴各100—200次，每天2—3次。

天柱穴：在颈部，大筋（斜方肌）外缘之后发际凹陷中，约当后发际正中旁开1—3寸。以用指腹点按两侧的天柱穴3—5分钟，力度可稍重，以穴位局部有酸胀感为度。

大钟穴：在足跟区，内踝后下方，跟骨上缘，跟腱附着部前缘凹陷中。以用指腹点按两侧的大钟穴3—5分钟，力度可稍重，以穴位局部有酸胀感为度。

悬钟穴：在小腿外侧，外踝尖上3寸。用双手指腹点按两侧的天柱穴 3—5 分钟，力度可稍重，以穴位局部有酸胀感为度。

拿五经：用五指分别点按人头部中间的督脉、两旁的膀胱经、胆经（左右相加，共五条经脉），所以称为"拿五经"。手法：五指张开，分别置于前发际督脉、膀胱经、胆经的循行线上（中指位于头部正中的督脉线上，食指和无名指位于头部正中与额角之间内 1/3 处的膀胱经线上，拇指与小指位于头部正中与额角之间外 1/3 处的胆经线上）；五指指尖立起，用力点按 5—10 秒，使点按处出现明显的酸胀感，再原地揉 20 秒；然后指尖放松，五指垂直向上移动约半厘米的距离，再次用力点按。如此反复点按，自前发际一直点按至后头部颅底，计为一次，共治疗 20—30 次。

如何预防焦虑

焦虑这种情绪，其实挺常见的，每个人都会经历。它源于我们对未来不确定的事情感到担心，或者是对某些事情的结果抱有太高的期待。焦虑也是身体的一种自我保护机制，提醒我们要关注可能的风险。焦虑通常表现为对某种情况的过度反应，从心理学上看是一种以不愉快和内心混乱为主要特征的情绪反应。比如对自己学习的过度担心、对身体健康状况的过度担心或对未来莫名的担忧等，常常表现出坐立不安、极度忧虑等状态。这些症状随着相关因素的消失或活动环境的改变会自行缓解，逐步恢复正常生活。

其实适度的焦虑在一定程度上对人有一定的积极意义。俗话说，人无压力轻飘飘。适当的焦虑有助于提高专注力并集中注意力，促进人们更快地取得成就。从心理学角度来说，焦虑是一种激发动力的机制，能促使人更加努力地应对挑战和困难，有助于应对紧急或重大任务，激发干劲，实现自己的目标。它还可以激发人的潜质，面对生活中的各种挑战，在发现潜在风险和危险时，从而快速反应，更好应对并克服困难，采取相应的措施避免或减少损失。适当的焦虑还可以增强人们的自信心和自我保护意识，增加警觉性和敏感度，从而使自己得到更好的自我保护。焦虑虽有一定的积极意义，但也不能焦虑过度。

焦虑症患者的焦虑状态与一般的焦虑有所不同，患者的焦虑经常是没有明显诱因和充分理由的，且经常出现持续性紧张、惊恐不安，并伴有躯体不适，涉及多个脏器，如呼吸不畅感、心慌、胸闷、头晕、视物模糊、心率增快、血压增高、脉搏紊乱等，严重时出现心前区疼痛，甚至有窒息的濒死感；恶心呕吐、消化不良、腹泻、便秘、食欲下降、口干、口苦、腹胀但难以指明具体位置；尿频、尿急，性欲减退；头痛，头部、面部、四肢等部位的肌肉过度紧张导致疼痛，严重者会出现震颤、抽搐。这些症状一般持续数个小时，去医院做各项检查均正常，服用相关专科药物效果很差或无效。

随着社会的发展，工作节奏加快、生活压力增大，越来越多的人都在不同程度上处于焦虑的状态中。那应该如何预防呢？

一是保持良好的心态。知足常乐，比上不足，比下有余。保持阳光心态。不以物喜，不以己悲。在大喜面前，不能得意忘形，嘚瑟祸必随行。遇到难过的事情要学会开解自己，放宽心态，尊重事实，不要钻牛角尖，要尊重客观事实，避免因过度焦虑而产生怨恨、悲伤、抑郁和焦虑等消极情绪。管理好情绪，不轻易发怒。

二是增强自信心。自信心是良药，治愈神经性焦虑的必要前提是增强自信心。自信是通往成功之路的必备品质。如果一个人缺乏自信心，对自己做事情的能力老是持怀疑的态度，担心失败，担心无法完成工作或任务，就会产生担忧、紧张甚至是恐惧。因此，一个神经焦虑的患者首先应该树立起自信心，减少自卑感。"我一定可以的"这个信念要坚定不移地铭记在心，这样就能大大增加自信，焦虑程度就会相对降低。通过一次次的积累，自信心会逐步恢复，最终驱逐焦虑，恢复健康。

三是进行自我调整疏导。当意识到出现轻微焦虑时，要从心理上正视它，不要用其他方式或不正当理由去掩饰它。要树立自信心，用自己喜欢的事情或方式转移焦虑，专注于自己喜欢的事物，在心理上产生新的体验，获得心理上的满足感和愉悦感，从而分散注意力，尽可能用新的体验感来驱逐和取代焦虑的心理状态，达到自我调整疏导的效果。这种转移法是我们常用的方法之一。也可以通过看一本自己喜欢看的书来转移注意力，平复心情。当感到烦躁、焦虑不安时，可以听一些比较舒缓或者自己喜欢的音乐。在心情紧张时，可以通过5—8次深呼吸的方式调节，刺激副交感神经，帮助缓解紧张，减轻压力。

四是自我放松，赶走焦虑。当感到焦虑不安时，可以放松自我意识，让身体有松弛感，使心情放松下来，从紧张的情绪中解脱出来最简单的意识放松方式是：找一个舒适的环境，以自我舒适的方式端坐好，微微闭上眼睛，然后给自己暗示指令，从头部开始放松，颈部放松，肩部放松，双臂放松，手指放松，腰椎放松，腿部放松，脚趾放松。总之，运用意识使整个身体从头至脚都放松下来。这样处于一个既放松又安静的状态中，随着放松，焦虑的心理也会随着放松得到平缓。随着慢慢呼吸，逐步放空大脑，想象自己沐浴在温暖和煦的阳光中，在寂静的山林里聆听各种鸟的鸣叫，闻着各种花香，看着各种小动物在草地上奔跑……仿佛置身大自然中，感受大自然清新的空气，尽情呼吸，使身心获得愉悦，达到自我放松，焦虑自然消退。

五是中医缓解焦虑的方法。

第一种是拔罐疗法。这种方法是中医临床上经常采用的治疗方法。拔罐通常是指在患者特定的穴位上拔罐，可以缓解肌肉紧张，调和气血。拔罐常用的穴位包括神堂、魂门、魄户、志室、意舍等。在这些穴位施罐，具有疏肝和胃、宁心安神的功效，有助于缓解焦虑症状。

第二种是推拿按摩的治疗方法。推拿按摩是中医传统治疗方法之一。专业按摩师通过按摩特定的穴位和经络，促进气血流通，从而达到缓解肌肉紧张、放松身心的功效。焦虑症患者的身体肌肉往往比较僵硬，通过推拿按摩印堂、神庭、神门、内关等穴位，可使肌肉放松，脉络通畅，缓解身体的僵硬感，改善和缓解头疼、焦虑等不适症状，使人感到舒适放松，提升患者的良好情绪

第三种是导引术的治疗方法。

导引术是我国古代的一种养生健身方法。它结合呼吸运动（导）与肢体运动（引），通过舒缓绵长的运动和呼吸，配以静心宁神的心理调节，来疏通经络气血，改善脏腑功能，调畅精神，改善睡眠。导引术种类繁多，流派纷呈，常见的有太极拳、八段锦、易筋经等。

第四种是食疗与茶的治疗方法。

食疗所用的材料大多是性味温和的药食同源的食材，可以长期服用，副作用少，疗效温和，易于接受。推荐几个疏肝健脾、养心安神的食疗方。

百合莲子粥：百合（新鲜或泡开）50克切碎，与泡好的莲子30克和小米50克同入砂锅内，煮至米烂汤稠，加冰糖调服。

养心安神粥：把莲子15克、龙眼肉15克、百合30克、适量大米，洗干净后放进锅里，加足量的清水，先用大火煮开，然后转小火慢慢熬制，等到米粒煮到软糯即可。

沙参冬瓜汤：将处理好的冬瓜切成适当大小的块状，与沙参10克、黄芪15克、麦冬10克放入炖盅里，隔水炖煮约半小时。

莲子桂圆羹：莲子15克去皮去心，加上桂圆15克、大

枣 3 枚、适量冰糖一起炖煮。

玫瑰花茶：玫瑰花适量，煮水，代茶饮。

以上方法既可以单独使用，也可以结合起来使用。如果以上方法不能有效减轻或缓解焦虑，需及时到心理门诊就诊或寻求心理咨询师的帮助。

胃不和则卧不安

"胃不和则卧不安"这一中医名言出自《内经》，意味着胃腑的疾患直接影响睡眠质量。中医认为，脾胃是身体的气机升降出入的中枢，当脾胃功能失调，即"胃不和"时，会影响到气血的正常运行，从而引起睡眠问题。

原因分析

胃气不降：胃部疾病如胃脘痞闷、胃胀疼痛等，会使胃气不降，导致失眠。

肝胃不和：肝气横逆，犯胃克脾，通降失司，也会导致胃气上逆扰心而卧不安。

实邪壅滞胃腑：如肠中糟粕秘结，壅而为实，实邪滞气，导致胃气不降，实邪化火，气火相壅，上膈扰心，遂致失眠。

解决方法

饮食调整：避免晚上摄入过多辛辣、油腻、生冷的食物，选择清淡、易消化的食物，如八宝粥等。

运动促进：适当的运动，如散步或简单的伸展动作，可以帮助促进肠胃蠕动，提高消化能力。

情绪管理：通过冥想、呼吸练习或听音乐等方法来平复情绪，保持平和的心态。

规律作息：养成良好的作息习惯，定时起居，帮助身体形成稳定的生物钟。

穴位保健：通过按摩一些特定的穴位，如三阴交、内关穴等，可以帮助调节脾胃功能，进而改善睡眠质量。

食疗建议：食用一些具有健脾养胃的食材，如莲子、山药、山楂、麦芽、鸡内金，辅以安神助眠功效的食材如大枣、龙眼肉等，有助于睡眠。

总之，"胃不和则卧不安"强调了胃腑的功能与睡眠质量之间的紧密联系。通过调整饮食、增加运动、管理情绪和保持规律作息，可以有效改善因胃不和引起的睡眠问题。如果问题持续，建议咨询专业的中医师进行诊治。

阴癫阳狂皆因痰阻

癫和狂同属于精神失常的疾患，即现代医学所说的精神分裂症。癫症的表现为沉默痴呆，喃喃自语，表情淡漠，苦闷，哭笑无常，有时不动不食，卧床不起；狂症的表现为喧扰狂躁，高声詈骂，甚至到处乱跑，登高而歌，弃衣裸体，不避亲疏，毁物伤人。癫症多静，而狂症多动，但二者都同为一类疾病，并且癫和狂可以互相转化。成书于西汉末年的《难经》，已经认识到癫狂的临床表现的特点："重阳者狂，重阴者癫。"金元时期的刘完素也说："多喜为癫，多怒为狂。"中医常将癫狂合称，皆因痰迷神窍，神机逆乱而致，病位主要在心肝，涉及脾胃，日久伤肾。

中医认为，脾胃为后天之本，主受纳、运化水谷，输布精微。若脾虚失运，则水谷不化，精微不布，清阳不升，浊阴不降，痰浊上扰而神志不清。同时气血生化不足，则髓海空虚，脑失所养而致静默而常昏，神思呆钝等症状。现代医学研究也证实，胃肠功能异常、肠道菌群紊乱与精神分裂症的发生有关。

在精神分裂症的治疗中，除了药物和心理干预外，饮食也是一个常被忽视但极其重要的因素。一些食物会导致患者情绪波动甚至加重病情，患者必须远离这些食物。

热量高的食物和含糖量高的食物：高热量食物，如肥肉、油炸类食品、奶油等，虽然美味，但摄入过多会给肠胃和身体带来不小的负担。糖分是身体的重要能量来源，糖果、甜点等高糖食物虽然美味，但过多摄入会导致血糖波动，这种波动可能会影响到患者的情绪状态，使病情变得不稳定。从中医的角度讲，这些高脂高热量食物会加重脾胃的负担，容易导致脾胃运化失司，轻者引起食积，重者导致痰湿内生，阻碍气机，内扰心神，导致病情加重。因此，我们建议精神分裂症患者及其家属，在日常生活中要特别注意糖分的摄入。建议患者可以适量食用新鲜水果、全谷物等天然食物来补充必要的糖分，每日食用应把握适度，保持规律作息。但应尽量避免食用：

辛辣刺激食物：对精神分裂症患者来说，特别是躁狂型患者，饮食的选择尤为重要。刺激性食物如辣椒、葱、咖喱、芥末、浓茶、咖啡、巧克力等，都可能增加患者的神经兴奋性，影响情绪的稳定。强烈建议这类患者尽量避免食用这些食物。

躁狂型的精神分裂症患者往往表现出火热现象，如面红目赤、大便秘结等。因此，除了上述提到的刺激性食物外，羊肉、牛肉等助热动火的食物也应避免食用。

从中医的角度讲，辛辣刺激食物往往都是热性的食物，食用后容易助热，牛羊肉不仅助热还容易生湿，容易加重痰热。

食品添加剂含量多的食物：某些食品添加剂，如防腐剂、色素等，可能会对患者的健康产生不良影响，甚至可能加重病情。因此，在购买食品时，尽量选择那些添加剂含量较低或不含添加剂的食品。

精神分裂症属于严重的精神病，且大多数病人需要长期治疗。切记不可自行改变药物剂量或停药，药物剂量的调整必须由专业医生根据病情进行。如果单纯使用西药效果不佳时，可以采用中西医结合的方法。

第五章

脾居中土灌四旁——
脾与他脏的关系

心与脾的关系

　　脾位于我们人体的中焦，横膈之下左侧的腹腔内。关于脾的形态，古代很多医家都有描述。其中《医贯·内经十二官论》对脾进行了描述："其左有脾，与胃同膜而附其上，其色如马肝紫赤，其形如刀镰，闻声则动，动则磨胃，食乃消化。"《难经·四十二难》是这样描述脾的："脾重二斤三两，扁广三寸，长五寸，有散膏半斤。主裹血，温五脏。"这里所说的"散膏"，在《难经·汇注笺正》中认为是指现代解剖学中的胰腺组织，因此中医藏象中的脾是包括胰腺组织在内的。

　　脾的阴阳属性为"阴中之至阴"，在五行中属土。所以，脾居中为土，灌四旁，与其他脏腑有着密切的关系。脾的主要生理功能为主运化、主升清、主统血。脾与六腑中的胃相表里，其在体合肌肉，在窍为口，其华在唇，在志为思，在液为涎，与自然界的长夏相通。下面我们就来谈谈脾与其他脏腑的关系。

心与脾在五行中是相生关系。根据五行的理论，心为脾之母，因此心可生脾，心、脾为母子关系。在中医认为，母子连心，母病可以殃及子，子病也可以犯母。所以心、脾常常同时患病，导致心脾两虚的症状。

在人体之中，血液与心脾两脏都有非常密切的关系。心主血，这个"主血"其实是对心主行血和心主生血的概括，指心有总管一身血液运行和生成的作用。脾主运化，为气血生化之源，并且脾还有统血的功能。

饮食水谷经脾胃作用，化为水谷之精，水谷之精再化为营气和津液。营气和津液由脾上输于心肺，与肺吸入的清气相结合，贯注心脉，在心阳的作用下成为红色的血液，也就是古人所说的"奉心化赤"。换句话说，心血赖脾气转输的水谷精微才得以化生，只有脾气健运，化源充足，心血才能保持充盛。正如《济阴纲目》中所讲："脾气化液入心而变见为血也，故虽心之所主，亦借脾气化生。"人体的五脏六腑、四肢百骸、皮毛肌腠皆有赖于血液的濡养，才能发挥它们正常的生理功能，维持生命活动。如果脾失健运，不能为心提供充足的水谷精微，心血就无以化生，进而造成心血不足，出现血虚，影响到身体的全面健康。

当然了，心血的滋养和心阳的推动，以及心神的统率作用维持了脾的运化。如《医碥·五脏生克说》中所讲："脾之所以能运化饮食者，气也。气寒则凝滞而不行，得心火以温之，乃健运而不息。"

除了血液的生成，血液的运行也是心脾二脏相互作用的结果。心主行血，心气充足时，心脏能够有规律地搏动，从而维持脉管的正常舒缩和血液的顺畅流动。心气能推动血液沿脉道运行，把精微物质输送到各组织器官、四肢百骸，发挥润养作用。而血液必须运行在脉道之中，如果血液跑到脉道之外，会形成各种出血症。那么，是什么力量使血液在血脉之中运行到全身呢？是脾气。

脾统血，血能正常运行而不致渗漏到脉外，主要靠脾气的统摄。正像《张聿青医案》里所说："血所以丽气，气所以统血。非血之足以丽气也，营血所到之处，则气无不利焉。非气之足以统血也，卫气所到之处，则血无不统焉，气为血帅故也。"这正是"气为血之帅"的体现，也是"诸血皆运于脾"说法的来源。

心与脾在神志方面也是相互影响的。心藏神，人身以气血为本，精神为用。只有脾气健旺，化源充足，气充血盈，充养心神，才能使心有所主。并且脾藏意，主管人的思维，"在志为思"，所谓"思动于心则脾应"。思虑属于神的功能的一部分，受心神主导。

结合上面所说，可以知道心脾在作用上相辅相成，在病理上也相互影响，主要表现在血液的生成和运行功能失调，以及神志与思维异常等。如果脾失健运，化源不足，或者脾不统血而溢于脉外，都会造成心血不充，心神失养而出现心悸、失眠等问题；反过来，心血亏虚，脾失所养，脾的运化功能就会减退，出现腹胀、食少、乏力、面色无华等诸多表现，或是统摄无权，而见便血、尿血、女子崩漏等症状。思虑过度，不仅可以耗伤心血，导致神失所养，也可引起脾的运化功能失常，最终形成心脾两虚、心神不安的状况，出现眩晕、心悸、失眠、多梦、腹胀、食少、体倦、面色无华等症状，严重者出现胡思乱想、惊恐不安等神志症状。

为了我们的脾胃健康，在日常生活中，建议大家可以从以下几个方面进行养心补脾。

俗话说，养心先养神。《黄帝内经》里说："静则神藏，躁则消亡。"这里的"静"指的是精神和情志保持淡泊宁静的状态。在这种状态下，人的神气清静，可以达到真气内存、心神安宁的境界。而"躁"指的是心烦浮躁、情绪不安、焦虑紧张的状态。在这种状态下，精气会消耗，甚至最终耗竭消亡。也就是说，当身心处于安静状态时，心神就像被珍藏起来一样，能够得到充分的滋养和休息。这种静养不仅有助于恢复体力，还能让思维更加清晰，情绪更加稳定。相反，如果身体过度活动，心神就会不断消耗，导致精神疲惫、注意力不集中，甚至可能出现失眠、焦虑等问题。这里的"躁"不仅指身体上的剧烈运动，也包括精神上的过度紧张和焦虑。

因此，中医养生注重动静结合，既要保持适当的运动来锻炼身体，又要学会静养心神，避免过度疲劳和紧张。这样才能让身心都得到充分的滋养和恢复，保持健康的状态。

我们可以用下面几种方法进行静养心神。

一是将生活节奏变慢，采取冥想的方法。

通过有意识地进行精神调养，减慢生活节奏，戒躁戒怒，让心静下来，学会平心静气。可以通过冥想、深呼吸等方式，使身心放松，达到平和心态的效果。

二是闭目养神的方法。

闭上眼睛，全身心放松，既可以达到养目的效果，也可以让心情放松安静下来，达到静心的目的。闭目养神也可以利用工作之余或零碎时间，如等车、乘车时进行，有助于思绪宁静、心气平和。

三是调整饮食的方法。

饮食对心神也有重要影响，可以适当喝蜂蜜水、温牛奶，或者吃百合、茯苓、核桃、花生、杏仁等食物，这些食物能缓解疲劳，有一定的辅助安神作用。同时应避免食用辛辣、刺激的食物，如辣椒、生姜等。

四是泡脚与按摩的方法。

使用温热水泡脚，注意水温不能过热，特别是高血糖患者更要注意水温适宜，避免烫伤。泡脚能够促进气血运行，改善气血不足引起的不适，对于养心安神有益。此外，通过按摩穴位，如心俞穴、内关穴、神门穴等穴位，可以疏通经络，调和气血，有助于养心安神。

五是保证充足的睡眠的方法。

充足的睡眠是静养心神的重要条件，应避免熬夜，保持规律的作息时间，让心神得到良好的休养。

除了以上这些方法，在日常保健养心补脾的方面，还可以采用食疗的方式，效果也很好。下面我就给大家介绍几款养心补脾的药膳。

龙眼肉粥

材料： 龙眼肉 15 克、红枣 3—5 枚、粳米 60 克。

做法： 将粳米淘洗干净，龙眼肉、红枣洗去泥沙后同煮粥。

功效： 养心安神，健脾补血，适用于心血不足引起的心悸、失眠、健忘等症状。

枣仁粥

材料： 酸枣仁（炒熟）15 克、粳米适量。

做法： 将酸枣仁炒熟后加水煎熬，取其药液备用；粳米洗净后放入锅内，倒入药液煎煮，待米熟烂时即可食用。

功效： 养阴，补心，安神，适用于心脾两虚之心烦、不眠等症状。

柏子仁炖猪心

材料： 柏子仁 30 克，猪心 1 个，盐、鸡精各适量。

做法： 将柏子仁洗净捣烂备用；猪心洗净剖开后填入柏子仁封好，装入陶瓷碗中隔水炖 2 小时，至猪心烂熟后放入调味品即可。

功效： 养心安神，适用于心悸失眠、血虚者。

玄麦炖瘦肉

材料： 玄参、麦冬各 10 克，五味子 5 克，猪瘦肉 100 克，姜、葱、盐各适量。

做法： 将所有食材洗净，猪瘦肉切块，加入清水和所有食材，武火煮 30 分钟后转文火煮 1 小时即可。

功效： 适用于心火旺、心烦失眠者。

莲子百合猪心汤

材料： 猪心、莲子、百合、党参、玉竹、姜片、葱段。

做法： 将猪心处理干净后，与莲子、百合等食材一起炖煮两个小时，最后调味即可。

功效： 养心安神，润肺止咳，适用于夏季燥热、心情烦躁等情况。

肝与脾的关系

《金匮要略》中描述了脾胃与肝的关系："夫治未病者，见肝之病，知肝传脾，当先实脾。"这阐述了当医生看到患者肝脏有疾病的时候，就应该知道会影响到脾胃，在治疗肝病的同时也应该调理脾胃，使脾胃不受到牵连，这就是常说的一种治未病的理念。

脾胃和肝在五行相生相克的理论中，属于相克的关系，肝属木，脾胃属土，肝木克脾土。这也就是说肝脏的疾病会影响到脾胃的疾病，脾胃疾病也会影响到肝脏。这也就进一步证明了《金匮要略》中阐述的脾胃与肝的关系，所以脾胃和肝脏在疾病发展中有着直接的关系。肝火一旺，就会克伐脾胃，这就是中医上所说的"肝木克脾土"。脾胃的疾病也会牵连到肝脏，这就是中医所说的"土克伐木"。所以，在治疗肝病时一般都要加上调理脾胃的药物；反之，治疗脾胃病的同时，也要佐以疏肝的药物。

在中医理论中肝和脾的关系十分密切，任何一方发生病变，都是相互影响的。主要表现在以下几个方面：

一是肝疏泄与脾运化的相互作用。肝脏主疏泄，具有调畅气机、协调脾胃升降的作用。肝脏的疏泄功能正常，可以促进脾胃的运化功能，使水谷精微得以正常吸收和转输。同时，脾脏的运化功能正常，营养吸收良好，气血生成充足，也能为肝脏提供必要的营养支持，保持肝气的正常疏泄。这种相互作用体现了肝与脾在消化吸收方面的紧密联系。

二是肝藏血与脾统血的相互协调。肝脏具有藏血的功能，能够储存和调节血量。当人体处于休息或睡眠状态时，所需血量减少，部分血液便回流入肝，并贮藏起来。在人体需要时，肝脏可把所贮藏的血液释放出来，濡养脏腑、经络、官窍、肌肤，维持其正常的功能作用。肝气的疏泄作用也可以防止血液瘀滞。而脾脏则具有生血和统血的功能，能够防止血液溢出脉外。肝脾两脏相互协作，共同维持血液的正常运行和分布。这种相互协调的关系体现了肝与脾在血液调控方面的重要作用。

三是肝与脾的相互协同。脾土的升清依赖于肝木的升发之性，肝木发荣依赖于脾土温和。肝脾协同体现在肝脾的升发之性上，气血为生命的物质基础，肝藏血、脾统血，脾又为气血生化之源，脾将水谷精微吸收传输于五脏六腑，其作用有赖于肝的疏泄，但肝疏泄功能的实现，既需要依靠脾所化生的精微物质来濡养，又需要有充足的血液储藏作为基础。

如果肝失疏泄，气机郁滞，克伐脾土，易致脾的运化功能失调，日久导致脾虚，称为肝脾不调，可出现精神抑郁或急躁易怒、胸闷、喜欢叹气、食欲不振、腹胀、肠鸣、泄泻等症状。如果肝失疏泄，横逆犯胃，会导致胃失和降，气机上逆，称为肝胃不和，除了肝失疏泄导致的情志抑郁或急躁易怒、胸闷胁胀、常叹气等表现外，还会有胃脘胀痛、呃逆嗳气、反酸等症状。这些状况，都称为"肝木乘土"。

如果体外湿气侵入人体，或因饮食所伤，致使脾的运化功能异常，湿浊在体内停留，导致痰湿中阻，或是湿郁蕴热，湿热熏蒸肝胆，都会使肝胆疏泄不利，出现纳呆、便溏、胸胁腹痛、恶心呕吐、黄疸等病症，这种情况称为"土壅木郁"。

如果脾胃生化不足，肝脏的藏血长期得不到补给，渐渐地也会形成肝血不足的状态，出现两眼干涩、视物昏暗、眩晕耳鸣、爪甲不荣、四肢麻痹、关节拘急不利、妇女经少或经闭等症状。

可见，肝脾之间，也是相互依存、相互影响的，任意一方的功能失调都会影响到另一方。

日常生活中如何做能够保持肝脾协调呢？建议可以从以下几个方面入手：

一是饮食调整。肝应于春。春季养生重在"健运脾胃以防湿滞，调达肝木以助升发"。饮食方面宜"省酸增甘，以养脾"，减少酸味食物的摄入，适当增加甘甜口味的食物的摄入，以健运脾胃，可以多吃红枣、豆芽、豆苗、芡实、山药、胡萝卜、茼蒿、芹菜、南瓜、木耳、丝瓜、柚子、甘蔗、蜂蜜等。

对于平素脾虚湿重的人，应以清淡、温和、易消化的饮食为主，避免进食生冷、肥腻和过甜的食物。同时应适当选用一些能够健脾和胃、温中化湿的食材与调料进行膳食调养，如猴头菇、莲子、淮山药、五指毛桃、生姜等。

二是可以代茶饮。日常生活中，对于肝气不舒、平素容易发火或常感郁闷的人，可以选用玫瑰花、合欢花、茉莉花等泡水当茶饮，以芳香理气，舒缓肝郁。

三是情志管理。人的情志活动与肝的疏泄功能密切相关。情志不遂、嗔怒不息、操持谋虑，易致肝木不调。因此，调肝理脾也会涉及情绪管理，保持心态平和，避免情绪剧烈波动。可以通过听音乐、看书、交流等方式调节情绪，保持心理平衡。

四是调整生活方式。包括适度运动、保证充足的睡眠、减少电子设备的使用、保持社交活动等，这些都有助于调肝理脾。

脾与肺的关系

　　从中医上来讲，肺和脾的关系在五行方面是母子关系。脾在五行中属土，为母，而肺在五行中属金，为子。根据五行中的相生相克理论，土能生金，所以脾的强盛和衰落直接会影响到肺的功能，因此两者关系十分密切，中医治疗中有"培土生金"的说法，这也就是通过补益脾脏，可以达到辅助治疗由于肺气虚弱引发的疾病。

　　脾与肺在气的生成、运行和水液代谢方面关系密切。

　　首先，从气的生成与运行来说。脾与肺相互协同。脾主运化，可以将摄入的饮食化生水谷精微，这是产生气的基础；肺主气，司呼吸，通过吸入自然界的清气，与脾气上输的水谷精微相结合，共同生成宗气。宗气积聚于胸中、贯注于心肺之脉，是人体后天根本之气。宗气走息道，助肺呼吸，贯心脉，助心推动血液运行。所以有"肺为主气之枢，脾为生气之源"之说。

肺主一身之气，指的是人体上下内外之气皆为肺所主，正如《黄帝内经·素问·五脏生成篇》所说："诸气者皆属于肺。"肺主气主要体现在两个方面，一是主司呼吸，二是对全身的气运行起到调节作用。肺气的特点是肺主宣发肃降，也就是说，肺气的运动方向是双向的，既有向外的宣发，将精气向体表布散，具有润泽皮毛、固护肌表的作用；又有向下向内的运动，同时肃清肺和呼吸道内的异物，保持呼吸道的洁净通畅。在五脏中，肺的位置最高，又被称为"华盖"。肺吸入清气，结合脾上输的水谷精微形成宗气后，向下布散到全身，滋养脏腑。脾气主升，肺气主降，共同调节气在全身的运行。

除了气生成与运行两方面的紧密联系外，脾肺在水液代谢方面也是有密切关联的。我们前面已经讲过，脾主运化水湿，全身的水液代谢都要依赖于脾的运化作用。然而，《黄帝内经·素问·灵兰秘典论》里指出："肺者，相傅之官，治节出焉。""治节"也就是治理、调节的意思。肺主宣发肃降、主通调水道。脾主运化水湿，有赖于肺气肃降的协调。这一点从《黄帝内经》对水液代谢的描述中可以清楚地看到。《黄帝内经·素问·经脉别论》中说："脾气散精，上归于肺，通调水道，下输膀胱。"我们喝下去的水到胃里之后，经胃吸收并输送到脾，由脾向上输送到肺。肺再通过宣发将津液输布全身；通过肺的肃降和脾的传输，将多余的水液向下经肾和膀胱排出体外。

在疾病发生过程中，肺和脾相互影响。肺病日久，肺气不足，会导致呼吸功能减弱，宗气生成不足，进而影响到脾胃的运化功能。脾胃虚弱，运化功能减弱，水谷精微化生不足，时间长了就会导致气血生化无源，肺气也会因此不足。临床上常表现为食欲不振、腹胀、便溏、消瘦、懒言、咳嗽等症状。

如果脾失健运，水湿不化，聚湿生痰而为饮、为肿，影响及肺则肺失宣降而喘咳。其病在肺，而其本在脾，故有"脾为生痰之源，肺为贮痰之器"之说。反之，肺病日久，又可影响于脾，导致脾运化水湿功能失调。临床常见疲乏、气短、久咳不愈、痰多色白、质地清稀，伴有食欲不振、腹胀、便溏等症状。

肺脾同治的药膳

在中医临床上，对于肺脾同病的患者，我们常常采用肺脾同治的方法。下面就给大家推荐几款肺脾同治的药膳。

莲子百合粥

材料：莲子 30 克、百合 20 克、粳米 50 克。

做法：共煮粥食用。

功效：莲子性平味甘涩，归心、脾、肾经，具有补脾止泻、益肾固精的作用。百合性平味甘，归心、肺经，可滋阴润肺、安神益智。这道粥能补肺安神，调理脾胃，适合秋季常食。

银耳大米粥

材料：银耳 5 克、大米 100 克。

做法：同煮，蜂蜜（后）适量。

功效：银耳具有滋阴润肺的作用。

大枣莲子银杏粥

材料： 百合 30 克、莲子 20 克、大枣 20 枚、粳米 100 克、银杏 15 粒、冰糖适量。

做法： 将上述材料洗净沥干备用，先煮莲子片刻，放入百合、大枣、银杏、粳米煮沸，改用文火煮至粥稠时加入冰糖稍炖即成。

功效： 养阴润肺，健脾和胃。

蛤蚧人参粥（适用于肺脾两虚严重者）

材料： 蛤蚧 1 对、生晒参 100 克、糯米 100 克。

做法： 先将蛤蚧、生晒参分别研成细粉备用。取糯米加水煮成稀粥，粥熟时每次加入蛤蚧粉 2 克、生晒参粉 3 克，搅匀趁热服食。

功效： 补肺肾，益元气，平虚喘。

脾与肾的关系

从中医上来讲，肾和脾的关系在五行中，脾属于土，肾属于水，在五行相生相克上，土克水，脾克肾。脾胃与肾的关系尤为密切。因为肾为人的先天之本，肾中阴阳为人体阴阳的根本，所以脾胃收纳精微水谷，必须借助肾中阳气的温煦。而肾中所藏的精气也是赖于脾胃的，这就是所说的水谷精微的不断补充与化生。如果肾阳不足，不能够温煦脾阳或脾阳虚衰，就会使肾阳受损，出现脾肾阳虚的五更泄泻、水肿症、阳痿、滑精等病症，这些都是属于脾肾同病。因此，脾与肾的关系非常重要。

脾为后天之本，肾为先天之本，主藏精。作为人体两大重要脏腑，二者不仅各自承担着独特的生理功能，更在相互协同中共同维系着人体的生命活动与健康状态。

脾与肾的关系首先体现在"先后天相互滋生"。人出生后所有的生命活动都有赖于脾胃摄入的营养物质，被称为

"后天之本""气血生化之源"。脾为后天之本，主运化，通过将饮食水谷化生精微为人体提供营养，这些营养物质是肾精生成和充盈的基础。肾为先天之本，肾精的充足与否直接影响到人体的生长发育和生殖繁衍能力。因此，脾的运化功能正常，能为肾提供充足的营养物质，促进肾精的生成和充盈；而肾精的充足，又能为脾的运化提供充足的能量和动力，使脾的运化功能更加旺盛。这种相互滋生的关系，是维持人体生命活动正常进行的重要保障。先天不足，通过后天调养补足，同样可以延年益寿；但如果先天非常好，却不重视后天脾胃的调养，久而久之还是会多病减寿。就像《傅青主女科》所讲："脾为后天，肾为先天，脾非先天之气不能化，肾非后天之气不能生。"

脾的运化，全赖于脾阳的作用，而脾阳又离不开肾阳的温煦蒸化。正如《张聿青医案》所说："脾胃之磨化，尤赖肾中之一点真阳蒸变，炉薪不熄，釜爨方成。"清代著名医家程文囿在《医述》中说，"盖脾司仓廪，为后天之根本"。也就是说，脾主管着人体的储存和运化功能，就像粮仓储存粮食一样，是人体通过饮食获取营养的重要器官。

脾与肾在气血生成方面也存在着相互依赖的关系。脾为气血生化之源，通过运化水谷精微为人体提供气血；而肾藏精生髓，髓生血，是气血生成的另一个重要来源。脾的运化功能正常，能够为气血的生成提供充足的原料；而肾精的充足，又能够为气血的生成提供充足的能量和动力。因此，脾与肾在气血生成方面的相互依赖关系，是维持人体气血充足、身体健康的重要保障。

脾与肾在水液代谢方面也存在着紧密的协同关系。脾主运化水湿，为水液代谢的枢纽；而肾主水，具有主持和调节人体水液代谢的功能。在水液代谢过程中，脾的运化作用需要依赖肾阳的温照蒸化，也就是"气化作用"，才能正常发挥；同时，肾主水，司开合，使水液的吸收和排泄正常。这种开合作用，又有赖于脾气的制约，即"土能制水"。如果脾失健运，水湿内停，则会影响肾的气化作用，导致水液代谢障碍；反之，如果肾的气化功能失常，也会影响脾的运化作用，导致水湿泛滥。"其本在肾，其制在脾"，这句话十分形象地概括了脾肾两脏在水液代谢过程中的作用特点。

在病理上，脾与肾、后天与先天常相互影响，互为因果。如肾精不足与脾精不充，脾气虚弱与肾气虚亏，脾阳虚损与命门火衰等，常可相互影响，互为因果。肾阳不足，不能温煦脾阳，可导致脾阳不振或脾阳久虚，进而损及肾阳，引起肾阳亦虚，最终可能导致脾肾阳虚，表现为畏寒腹痛、腰膝酸软、五更泄泻、久泻久痢、小便频数等症状。

从养生的角度看，脾肾二脏先天生后天，后天充先天。肾之精气主宰人体生命活动的全部过程。《图书编·肾脏说》云，"人之有肾，犹树木有根"，即明确指出肾精对健康长寿的重要性。《图书编·脏气脏德》说："养脾者，养气也，养气者，养生之要也。"可见，脾胃健旺是人体健康长寿的基础。

古人反复强调肾之精气的盛衰直接关系到人体衰老的速度。临床大量资料报道都表明，性欲无节制，精血亏损太多，会造成身体虚弱，引起多种疾病，导致过早衰老或夭亡。这说明重视"肾"的护养，对于防病、延寿、抗衰老是有积极意义的。为此，历代养生家都把保精护肾作为抗衰老的基本措施。

明代医家李东垣指出"内伤脾胃，百病丛生"。正说明脾胃虚衰是生百病的主要原因。明代医家张景岳在《景岳全书》里说："土气为万物之源，胃气为养生之主。胃强则强，胃弱则弱，有胃则生，无胃则死，是以养生家必当以脾胃为先。"故调理脾胃、扶正益气也是预防保健的重要法则。

调养肾精的方法可从多方面入手，比如：节欲保精、运动保健、导引补肾、按摩益肾、食疗补肾、药物调养等。通过调补肾气、肾精，可以协调其他脏腑的阴阳平衡。肾的精气充沛，有利于元气运行，增强身体的适应调节能力，更好地适应于自然。

养脾胃的具体方法也是极其丰富的，比如：饮食调节、药物调养、精神调摄、针灸推拿、气功调养、起居劳逸调摄等，皆可达到健运脾胃，调养后天，延年益寿的目的。

补益脾肾的茶饮和药膳

下面我给大家推荐几个补益脾肾的茶饮和药膳：

干姜苓术茶

材料： 干姜5克、茯苓3克、白术3克、甘草3克、红茶3克

做法： 前4味药洗净，切细，放入砂锅，加水煎煮后去渣取汁，再用此汁冲泡花茶即可。

功效： 温肾化气祛湿。适用于身重水肿、腰中冷、久咳。

山楂核桃茶

材料： 胡桃仁（核桃仁）150克、白砂糖200克、山楂50克。

做法： 先将胡桃仁浸泡洗净，加少许清水磨成浆待用，再将山楂洗净熬汁1000毫升（去渣），加白砂糖、核桃浆，煮微沸，代茶饮。

功效： 补肺肾、润肠燥、消饮食、通血脉、生津液。适用于老年便秘以及肺虚咳嗽、气喘。

黑芝麻粥

材料： 黑芝麻25克、粳米100克。

做法： 将黑芝麻捣碎，与淘净的粳米一起放入锅中，加适量水共煮成粥。

功效： 补肝肾，润五脏，适用于须发早白、皮肤干皱等。

人参莲肉汤

材料： 白人参（根据个人体质调整用量，一般建议少量）、莲子适量（如20—30克）、冰糖适量、鲜肉（如猪肉）适量。

做法： 将白人参、莲子、冰糖和鲜肉一起熬制而成。

功效： 补气益脾、养心固肾，适用于脾肾两虚的患者。

山药枸杞粥

材料： 山药适量（如50—100克）、枸杞适量（如10—20克）、粳米100克。

做法： 将山药去皮切块，与枸杞和粳米一起煮成粥。

功效： 健脾益肾，滋补肝肾，适用于脾肾不足的情况。

栗子粥

材料： 栗子适量（如 50—100 克）、粳米 100 克。

做法： 将栗子去皮切碎，与粳米一起煮成粥。

功效： 补肾益气，温补肾脏，适合冬季食用。

羊肉枸杞汤

材料： 羊肉 300 克、枸杞 30 克、生姜 3 片、盐适量。

做法： 将羊肉切块焯水去腥，加入枸杞和生姜同煮约 1 小时，加盐调味即可。

功效： 补肾壮阳，温中暖脾。

第六章

常见脾胃症状的
中医认识与调理

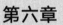

胃　胀

在中医理论中，脾胃不仅是现代医学中的脾脏和胃两个实质性器官，更是一个宽泛且功能性的概念。在中医中，脾胃是指人体的整个消化系统，包括口唇、食道、胃、肠、胰腺、肝胆等器官，以及部分心血管系统的功能。脾胃在中医理论中有着极其重要的地位，被视为"后天之本"，是生化气血之根源。下面我们就谈谈常见的一些脾胃不适的症状。

胃胀就是上腹部的饱胀、压迫感，这种感觉在吃饱后或进食过多时很容易出现。这是正常现象，一般两个小时后就会消失。但是，如果正常食量也会出现胃胀，就说明存在问题了。

食物一般在入胃 5 分钟后开始排入十二指肠，不同的食物排空速度也不同。一般 2—4 小时胃可完全排空。如果胃、十二指肠有炎症、反流、溃疡、肿瘤或胃液、十二指肠液成分发生改变时，就会使胃的排空变慢，胃里的食物会不断对胃壁产生压力。同时，食物在胃内时间长了就会发酵，产生大量气体，使胃内压力进一步升高，就会出现不正常的胃胀了。

我们日常生活中最常见的导致胃胀的原因有以下几种：

一是饮食不卫生导致。摄入了含有大量细菌的食物，会引起腹泻、腹痛等胃肠道疾病。

二是饮水量过少，饮食不均衡导致。比如长时间不吃蔬菜水果，会引起便秘、胀气。

三是生活作息不正常，暴饮暴食导致。不是过饥就是过饱，日久损伤胃的运动功能。

四是饮食太过油腻导致。摄入过多油腻的食物，会引起消化不良。

五是进食过快导致。咀嚼不到位即囫囵咽下，消化液与食物不能充分混合，会引起消化不良。

六是压力过大导致。由于压力过大，胃植物神经功能紊乱，从而影响胃肠道功能。

七是因疾病原因导致。如慢性浅表性胃炎、十二指肠溃疡、急性胃炎等，常伴有恶心、食欲不振等症状。

以上几种情况中，第一种到第五种可通过自我调节得到缓解，而因压力和疾病引起的胃胀则很难自行缓解，需要及时就医。

如果出现胃胀的情况，我们应该在保持良好心态的同时，调摄饮食习惯。

容易胃胀的人，要重视生活调摄，尤其是饮食与精神方面的调节。饮食应采取少食多餐的方式，食物要营养均衡、清淡易消化，不宜饮酒及过食生冷、辛辣食物，切忌暴饮暴食、饥饱无常。

胃胀患者还应尽量减少或避免食用难以消化的食物。

应少吃高纤维食物，如土豆、卷心菜、花菜、洋葱等，不吃炒豆、硬煎饼等粗硬不容易消化的食物。因为这类食物难以消化，在胃肠中停留的时间较长，容易产生气体导致腹胀。

胃胀患者在饮食过程中应该做到细嚼慢咽，建立良好的饮食习惯。

进食太快或边走边吃，不但影响消化，而且容易吞进空气，引发腹胀。

胃胀患者还应该保持心情放松，乐观生活。

情绪状态会直接影响到脾胃的健康。比如焦躁、忧虑、悲伤、沮丧、抑郁等不良情绪会影响植物神经功能，减弱胃消化功能，或刺激胃导致胃酸分泌过多，造成胃气增多，产生腹胀。所以我们都应保持心情愉快，避免忧思恼怒及情绪紧张。同时还要注意劳逸结合，避免过度劳累。病情较重时，应该适当休息。

胃胀的人还要坚持锻炼。每天坚持适量运动，不仅有助于克服不良情绪，还可以帮助消化系统维持正常功能。

胃胀患者也要适量补充纤维食物。虽然高纤维食物可能导致腹胀，但适量食用也有减轻腹胀的效果，尤其是在食用高脂食物后。因为高脂食物难以被消化吸收，在肠胃里停留的时间较长，而高纤维食物可以加快高脂食物的排出，减轻胃肠道负担。

中医认为，如果饮食不当，如过食生冷、油腻、辛辣等食物，或饮食不规律，均可能损伤脾胃，导致饮食积滞，使胃的气机不畅；长期情绪抑郁或焦虑，会影响肝的疏泄功能，致使气机不畅，进而引发胃胀；如果脾胃虚弱，运化水谷的能力减弱，也容易出现胃气壅滞而导致胃胀。为了缓解胃胀症状，下面我给大家推荐一些调理方法。

缓解胃胀，需要行气开胃健脾，必要时疏肝。

姜枣蜜

材料： 生姜1片、大枣4枚、麦芽糖1匙。

做法： 将以上材料以滚开水沏泡，趁温热时饮服。

功效： 适合腹部绵绵作痛，饮冷水或受冷后胃痛加重，热敷可缓解的患者。

谷芽金橘水

材料： 炒谷芽15克、金橘2—3枚（或橘饼）。

做法： 将金橘洗净并压扁，将炒谷芽放入砂锅内，加冷水200毫升，浸泡片刻。接着煎煮10分钟，再放入金橘继续煮5分钟，滤出药汁。再加水煎煮一次，将两次得到的药汁混合，加入少量糖，当茶饮。这个食疗方适合各类人群。

功效： 炒谷芽有健脾理气的功效，金橘有理气和胃的功效。

砂仁肚条

材料： 砂仁10克，猪肚1000克，花椒、胡椒、葱白、生姜适量。

做法： 按烧菜的一般方法制作。

功效： 温中化湿，行气止痛。主治胃脘冷痛、胀闷不舒、不思饮食、呕吐泄泻。

反酸、烧心

　　反酸是指胃中酸水上泛至口腔，使人感觉到酸味，这是由胃内容物经食管反流至口咽部所致。烧心则是一种位于上腹部或下胸部的烧灼感，大多伴有反酸的症状。由于烧灼部位靠近心脏，因此一般人常称为"烧心"。

　　反酸烧心的同时常常伴随以下症状的出现。

　　反酸烧心常在进餐后、弯腰、平卧时发生。尤其在进食咖啡、油腻食物、巧克力或饮酒后，会在胸骨后或自咽喉到剑突处出现灼热感，严重时可向背部放射。烧心在饮水、进食、服用止酸剂后症状得到缓解。

　　反酸烧心还会表现为吞咽痛和吞咽困难，或在进食较热食物、饮酒时出现胸骨后烧灼样疼痛。长期反酸会在进食时出现胸骨后梗阻感；有时还会出现食管痛，表现为胸骨后紧缩样、刀割样疼痛，常可向腹部、背部、颈部及臂部放射。

　　反酸烧心还伴随呼吸道症状反应，当反酸损伤咽喉部或吸入肺部后，可出现声音嘶哑、咽痛、慢性咳嗽、哮喘等症状。

以上症状在睡眠时容易加重，因为躺下休息或弯腰时，胃酸更容易反流至食管，导致烧心。进食后采取半卧位睡眠是预防反流的有效方法。

很多人都有过反酸或烧心的经历。偶发性反酸症状不一定是生病。

当胃酸分泌过多时，酸性分泌物会刺激胃黏膜，引起反酸，严重的会让人有烧心的感觉。生活中，很多情况都会导致胃酸分泌过多。例如，当精神紧张、过度疲劳、恼怒、抑郁时，大脑皮质功能紊乱，不能很好地调节胃的功能，会使胃酸分泌增多。饮食不当，如进食过甜、过咸、过辣、过酸、过冷、过烫的食物，会刺激胃酸分泌；粗粮如小米、红薯、马铃薯等食物含大量的淀粉、糖、植物纤维，食用后会刺激胃产生大量胃酸；不易消化的食物剩余的糖分在胃肠道里发酵，也会导致胃酸过多。这些都属于生理性的反酸。

另外，服用某些药物，如阿司匹林、利血平、保泰松等，也会刺激胃从而导致胃酸分泌增多。

生理性反酸不需要特殊治疗，只要消除诱发的因素即可解决。如果消除了诱发胃酸分泌的因素后仍有反酸症状，则需要考虑下面一些病理性的原因了。

西医认为，引起反酸与烧心症状的疾病大致有以下几类。

食管动力异常：如胃食管反流病、贲门失弛缓症等，除了烧心、反酸外，常伴随呕吐、吞咽困难、吞咽疼痛等症状。

胃排空障碍：主要表现为早饱、餐后上腹部饱胀、恶心、厌食、发作性干呕或呕吐、体重减轻等。如果检查无明显的上消化道、肝胆胰及其他脏器疾病，无明确的感染、应激、代谢紊乱、服用药物等因素，可能是功能性消化不良或胃轻瘫综合征，简称胃轻瘫。

如果以反酸伴有随周期性发作的节律性上腹部疼痛（可被制酸剂或进食缓解），并有上腹胀满、嗳气、反酸等症状，发作期可出现上腹部局限性固定的压痛点，压痛较轻，腹壁柔软，可能为消化性溃疡，应去医院诊治。

食管解剖异常，如食管癌、贲门癌等手术后，在进食后出现反酸、烧心等症状，可能是食管胃吻合术后遗症。

上消化道肿瘤早期除反酸外，还伴随吞咽痛，大多在进硬食时产生，中期会出现进行性吞咽困难和呕吐，吞咽时胸背疼痛，需警惕食管癌的可能性，应去医院诊治。

为预防反酸烧心，我建议大家应做到以下几点。

一是改变生活习惯。保持生活规律，定时用餐。吃饭时要细嚼慢咽，切忌暴饮暴食、时饥时饱。

二是注意饮食。尽量不抽烟、不喝酒，减少食用刺激食道黏膜的食物，如辛辣食物、肥腻食物、咖啡等。

三是调整心态。不要长时间处于紧张、高压的状态。中医五行理论认为木克土，太过生气或郁闷会造成肝克脾胃，容易引发溃疡。因此，要善于调节心理，缓解压力，适当放松心情，保持乐观向上的生活态度。

反酸烧心在中医中多属于"吐酸"范畴，常因肝胃不和所致。当肝气郁结，横逆犯胃时，会出现易怒、生气后胃胀、胃痛、反酸、烧心等症状。此时，舌淡红、舌苔白、脉弦，治疗方法为疏肝和胃，常用方剂如柴胡疏肝散加减，以达到疏肝解郁、和胃止痛之效。

脾虚气滞也是导致反酸烧心的重要原因。主要表现为反酸或泛吐清水、胃脘胀满、嗳气后稍舒、食欲减退、大便不调等症状。舌质淡、苔薄白、脉弦细，治疗方法为和胃降逆，常用方剂如香砂六君子汤加减，以健脾和胃、理气降逆。

另外，寒热错杂型反酸烧心也较为常见。患者既有反酸、烧心、胃中灼热感，又伴有面色萎黄、大便稀溏、手脚发凉等寒象。此时，治疗方法以寒热平调为主，常用方剂如半夏泻心汤加减，以寒热并调，既清泻胃火又温中散寒。

胃　痛

胃痛，又称胃脘痛，是以胃脘近剑突处疼痛为主要症状，剑突附近可能出现压痛，但无反跳痛。常伴有食欲不振、饮食减少、恶心呕吐、反酸烧心等症状。有些人的疼痛可能持续性存在，也可能时作时止。胃痛常因寒温失宜、饮食不节、情志不畅、劳累等诱因而发作或加重。在西医学中，当急性胃炎、慢性胃炎、消化性溃疡、胃痉挛、胃下垂、胃黏膜脱垂、胃肠神经官能症等疾病以上腹部胃脘疼痛为主要临床表现时，中医均按照胃脘痛辨证论治。

胃痛的病因

中医认为，胃痛发生的常见病因包括外感寒邪、饮食不洁、过饥、过饱、焦虑、抑郁、恼怒、脾胃虚弱等。胃脘上部通过口与外界相通，当气候寒冷时寒邪由口吸入，或因饮食寒凉，寒邪直中，致胃气失和、胃气壅滞，不通则痛。

胃主受纳腐熟水谷，其气以和降为顺，故胃痛的发生与饮食不节关系最为密切。如果饮食不节，暴饮暴食，损伤脾胃，饮食停滞，则致使胃气失和；如果饮食不洁，邪气直入于胃，也容易阻碍胃气，胃的气机阻滞，不通则痛。

脾胃的受纳运化、中焦气机的升降，有赖于肝的疏泄。焦虑、抑郁、恼怒等不良情绪会导致肝失疏泄，气机不畅，血行瘀滞，进而形成血瘀，兼见瘀血胃痛。脾与胃同居中焦，共同完成受纳运化水谷的功能。脾气主升，胃气主降，胃的受纳腐熟功能，依赖脾的运化功能和升清功能，所以胃病常累及于脾，脾病也常累及于胃。如果天生脾胃敏感，或劳倦过度，或饮食所伤，或疾病时间长了导致脾胃受损，均可引起脾胃虚弱，致使胃失温养，发生胃痛。

胃痛的基本病机是胃气郁滞、失于和降、不通则痛。因湿热、寒、肝郁化火、肝气郁结、瘀血等导致的胃痛，属于不通则痛，属于实证；而因胃本身的营养、能量不足而产生的胃痛，则为不荣则痛，属于虚证。病情初起多为实证，久则易由实转虚，临床也不乏虚实并见证，如胃热兼有阴虚，脾胃阳虚兼见内寒，以及兼夹积食、气滞、痰饮等。

从西医的角度看，多种胃肠疾病都会出现胃痛。以下是常见的导致胃痛的疾病。

胃溃疡：胃溃疡的疼痛常在餐后半小时至一小时内出现，短的仅持续几分钟，长的可持续几小时，一般在下一餐前消失。常呈隐痛、钝痛、胀痛或烧灼样痛。疼痛多位于剑突下正中或偏左，有时可放射至背部。由于胃酸分泌较多，患者常出现反酸症状，表现为胃酸沿食道反流至口腔，口腔内有酸涩感。同时，胃酸刺激胃黏膜还可引起胃灼热感。常伴随着食欲下降、恶心、呕吐、嗳气等症状。胃溃疡的病程可能持续数年或更长时间。一些人由于长期的消化不良和食欲下降，患者可能会出现体重减轻。

十二指肠溃疡：十二指肠溃疡好发于中青年人。患者常在餐后3—4小时或半夜出现上腹部疼痛，通常表现为钝痛、胀痛或剧痛，也可表现为饥饿时的隐痛不适，进食后可缓解。经常伴随反酸与胃灼热感。可能出现消化不良症状，如胃胀、饱胀感、嗳气等。长期或严重的十二指肠溃疡可能导致食欲下降，出现恶心、呕吐等症状。

慢性胃炎：慢性胃炎是临床上最常见的疾病之一，它的病因和发病机理尚未完全明确，它发作不定时，可能由精神因素诱发，也可能与饮食刺激有关。症状多见上腹部闷胀疼痛、嗳气频繁、反酸、食欲减退、消瘦、腹泻等，体重逐渐减轻，面色轻度苍白或发灰。

与胃痛表现相似的几种疾病

在日常生活中，胃部的疼痛不一定是胃出现了问题，可能是其他疾病的表现。下面我就谈谈与胃痛表现相似的几种疾病。

胃痛是临床上常见的一个症状，多见于急、慢性胃炎，胃溃疡等胃病。此外，胰腺炎、胆囊炎、胆石症，以及心绞痛、心肌梗死等疾病也可能出现胃痛症状，胃痛时要注意分辨疼痛的位置、性质、持续时间以及伴随症状，及时就医，避免延误病情。

依据疼痛的部位可能反映的疾病是：

胃痛：主要位于上腹部剑突下或左上腹部。

胆囊炎：疼痛通常位于右上腹部，可能放射到右肩部。

胆结石：疼痛也主要位于右上腹部，但可能涉及右下肋肝区，并常向右肩背部放射。

胰腺炎：疼痛主要在中上腹部或左上腹部，可能放射到背部。

心绞痛：疼痛通常位于胸骨后部，可放射至心前区、左肩、左臂内侧等。

心肌梗死：疼痛部位与心绞痛相似，但程度更重，范围更广，可能涉及整个心前区甚至背部。

依据疼痛的性质与程度，判断可能发生的疾病：

胃痛：多为隐痛、胀痛或烧灼感，疼痛程度相对较轻，可忍受。

胆囊炎：疼痛性质为绞痛或锐痛，疼痛程度较重，难以忍受。

胆结石：疼痛性质与胆囊炎相似，为绞痛或严重肠胃气胀，疼痛剧烈。

胰腺炎：疼痛性质为绞痛或持续性剧烈疼痛，疼痛程度非常重，难以忍受。

心绞痛：疼痛性质为压榨性、紧缩性疼痛，疼痛程度因病情而异，可能较轻也可能非常重。

心肌梗死：疼痛性质与心绞痛相似，但程度更重，持续时间更长，可能伴有濒死感。

疼痛的诱因：

胃痛：多由饮食不当、精神压力过大、幽门螺杆菌感染等引起。

胆囊炎：多由胆囊结石、胆囊炎等胆道疾病引起，进食油腻食物后疼痛加剧。

胆结石：诱因与胆囊炎相似，进食油腻食物是常见诱发因素。

胰腺炎：多由长期饮酒、暴饮暴食、高脂血症等引起。

心绞痛：多由体力劳动、情绪激动、饱餐、寒冷等诱发。

心肌梗死：多在心绞痛基础上发展而来，诱因与心绞痛相似，但病情更为严重。

另外，上述疾病的疼痛出现的时间和伴随症状也有所不同。

胃痛通常发生在饭后，尤其是进食过快、过量或食用刺激性食物后，疼痛时间不规律。可能伴有反酸、嗳气、腹胀、恶心、呕吐、腹泻等症状。

胆囊炎的疼痛往往在进食油腻食物或夜间发作，有时呈持续性疼痛。常伴有发热、寒战、恶心、呕吐，严重者可能出现黄疸，且患者通常伴有体温升高的现象。

胆结石的疼痛多与进食有关，如进食过于油腻的东西或吃得太饱后，疼痛可能发作；有时也在夜晚发作。大部分伴有口干口苦的症状，疼痛可能向右后背、右肩放射，出现阵发性绞痛、胀痛。

胰腺炎的疼痛多在暴饮暴食或饮酒后发作，疼痛剧烈且持续。常伴有恶心、呕吐、腹胀、食欲不振，严重者可能出现低血压、休克、呼吸困难等多器官功能衰竭的症状。

心绞痛多在体力劳动、情绪激动、饱餐、寒冷等因素的诱发下出现，疼痛时间较短，通常持续几分钟至十余分钟。可能伴有胸闷、气短、乏力、心悸等症状，疼痛可放射至心前区、左肩、左臂内侧等。

心肌梗死的疼痛通常持续时间较长，可达数小时或更久，且疼痛程度剧烈，难以忍受。常伴有濒死感、大汗淋漓、呼吸困难、低血压、休克等症状，疼痛范围可能涉及整个心前区甚至背部。

根据疼痛的位置和疼痛的程度，大家一定要注意及时判断，如果症状严重一定要随时就医。

胃痛频发的生活调摄

胃痛频繁发作的患者应重视生活调摄，尤其是饮食与精神方面。饮食应遵循少食多餐、营养丰富、清淡易消化的基本原则，避免饮酒及过食生冷、辛辣食物，忌食质地坚硬不易消化的食物，不可暴饮暴食或饥饱无常。下面给胃痛的患者推荐几道养生食疗汤，可以根据自己的情况选择。

佛手砂仁瘦肉汤

材料： 佛手片9克（鲜品可用15克）、砂仁5克、新鲜猪瘦肉250克。

做法： 先将佛手片与猪瘦肉洗净，一同放进汤煲内，用中火煲汤。1小时后放入砂仁，再煲5分钟，停火待温，调味后饮汤食猪瘦肉。

功效： 行气宽中，适用于情绪不佳伴胃痛者。

胡椒葱姜汤

材料： 胡椒粉1克、葱白3克、姜6克。

做法： 先烧开水，下姜、葱白，煮沸而成姜葱汤。用热姜葱汤送服胡椒粉，或将胡椒粉放入姜葱汤中即成。胃痛时将汤热饮即可缓解症状。

功效：暖胃行气止痛，适用于胃寒痛症。胃热痛者忌服。

桂皮山楂汤

材料：桂皮 6 克、山楂肉 10 克、红糖 30 克。

做法：先用水煎山楂肉 15 分钟，后加入桂皮，待山楂肉将熟时熄火，滤汁加入红糖，调匀即可。趁热饮服。

功效：温胃消食止痛，适用于胃脘痛症。

萝卜羊肉汤

材料：羊肉、白萝卜、香菜、盐、料酒、姜、胡椒粉。

做法：羊肉洗净切成块，白萝卜去皮洗净切丝，锅中放底油，姜炒香，加入沸水、盐、料酒、胡椒粉、羊肉，羊肉煮熟后加入白萝卜，等到萝卜煮熟，撒上香菜就可以出锅了。

功效：暖胃散寒，可以缓解胃寒胃痛。

便　秘

便秘是指排便困难、排便次数减少以及粪便干硬的症状。具体来说，便秘的症状包括以下几个方面：

排便次数减少：便秘患者排便频率明显降低，通常每周排便次数少于三次。正常情况下，大多数人每天排便一至两次，而便秘患者可能需要数天甚至数周才能排便一次。

排便困难：患者在排便时需要用力，有时甚至需借助外力，感觉排便不畅或粪便排出受阻。排便过程往往费力且时间较长。

粪便干硬：便秘患者的粪便通常比较干燥、硬结，形状坚硬，有时甚至呈羊粪那样的颗粒状。这是粪便在肠道内停留时间过长，水分被过度吸收所致。

排便不完全：便秘患者排便后可能仍有未排空感，感觉大便没有完全排出，常常需要多次排便才能彻底排空。

腹胀和腹部不适：由于粪便在肠道内滞留，便秘患者常常感到腹部膨胀、胀气和不适。这些症状可能会随着大便的排出而有所缓解。

其他伴随症状：便秘还可能伴随食欲减退、疲乏无力、口臭、肛门瘙痒或疼痛，以及腹痛和痉挛等症状。长期便秘还可能导致痔疮、肛裂或肛周皮肤湿疹等并发症。

关于便秘的两个误区

以排便次数判断便秘：便秘的诊断不仅取决于排便次数，还包括排便费力、粪便干硬、排便不完全或排便时伴有疼痛等症状。即使每天排便，如果感到排便困难或每次排便后仍有便意未尽的感觉，也可能被视为便秘。

误认为便秘只是胃肠道问题：便秘的原因复杂多样，不仅仅是胃肠道问题。药物副作用、肛肠疾病、怀孕、神经系统损伤等都可能导致便秘。因此，出现便秘时应及时就医检查，对症治疗。

误认为便秘不算"病"：很多人觉得便秘算不上是"病"，因此不去医院进行正规治疗，而是用各种泻药、润滑剂、土方"应急"。然而，这样做可能埋下健康隐患。长期便秘可能引发一系列健康问题，如患心脑血管疾病的人在用力排便时易引发意外。如果便秘伴随着便血、贫血、消瘦、发热、黑便、腹痛等症状，且自身有肿瘤家族史，应马上去医院就诊，接受进一步检查。

便秘的原因

便秘是一种常见的消化系统问题，可能由多种因素引起，以下是一些常见的原因：

（1）饮食因素

膳食纤维有助于肠道正常运动，而摄入不足可能导致便秘。水分对于保持粪便的软性和促进肠道运动至关重要，摄入不足容易导致便干。此外，过多摄入高脂肪、高蛋白食物，而蔬菜水果摄入不足也会导致便秘。

（2）生活习惯

运动可以促进肠道蠕动，缺乏运动可能导致便秘。排便是一种条件反射，需要在适当的时间和环境下进行。如果经常忽视或抑制排便冲动，这种条件反射会减弱，导致肛门直肠对粪便的敏感性降低，引起便秘。

（3）心理因素

长期的精神压力会导致焦虑和抑郁，进而影响中枢神经系统。并通过神经和内分泌途径影响胃肠道功能，影响胃肠激素分泌，最终导致便秘。

（4）药物因素

如某些止痛药、抗抑郁药、抗胆碱能药物会引起便秘。长期使用泻药可能导致肠道功能依赖，一旦停止使用，便秘症状可能加重。

（5）生理因素

老年人由于肠道肌肉力量减弱，更容易发生便秘。怀孕期间的激素变化和子宫压迫肠道都可能导致便秘。此外，肠道肌肉或神经功能障碍，如肠易激综合征、糖尿病神经病变等疾病也会引起便秘。

（6）疾病因素

结肠或直肠疾病（如结肠狭窄、直肠癌等）、内分泌和代谢疾病（如糖尿病、甲状腺功能减退等）、神经系统疾病（如帕金森病、多发性硬化症等）均会引起便秘。另外，腹部或盆腔手术后也可能暂时影响肠道功能。

便秘患者的饮食宜忌

正常人的食物不可过于精细，主食要多样化，粗细粮搭配，不要忽视豆制品的摄入。冬天不忘红小豆，夏天不忘绿小豆，每天可以吃一顿麦片粥，经常吃全麦面包。

蔬菜和水果是膳食纤维的良好来源。每天应保证摄入500克蔬菜，其中芹菜、木耳、海带、蘑菇等应经常出现在餐桌上。白天应保证摄入100—200克水果，以香蕉、苹果最为适宜。牙口不好的老年人，可选择带馅的食物，如包子、蒸饺、水饺等，或将蔬菜切成菜末做熟，将水果制成果泥（用豆浆机或食物料理机搅碎成泥）。

最好每天喝1—2盒酸奶。酸奶中的益生菌和乳酸等有机酸可以刺激肠道蠕动，促进排便。同时，酸奶中的乳糖被肠道细菌分解产生的短链脂肪酸，有助于增加肠道水分含量，软化大便，缓解便秘。

此外，还要注意增加饮水量，每天应饮水2000毫升左右，保证体内水分充足，避免大便干燥。

饮食防治便秘的几个误区

一是误认为多吃香蕉能通便：实际上，只有熟透的香蕉才具有通便功能。未熟透的香蕉含有较多鞣酸，对消化道有收敛作用，反而会加重便秘。

二是误认为膳食纤维应多吃：虽然膳食纤维可以缓解便秘，但过量摄入也会引起胀气和腹痛，如果胃肠功能较差，吃多了反而会对肠胃道造成刺激。并非所有富含膳食纤维的食物都有通便作用，如山药性偏温热，吃多了反而加重便秘。

三是误认为只要多喝水就能解决便秘：虽然充足的水分摄入有助于软化粪便、促进排便，但便秘的成因复杂，除了水分不足外，还可能涉及饮食纤维摄入不足、缺乏运动、心理因素等。因此，除了增加水分摄入外，还应注重均衡饮食和规律运动。

四是误认为油和肉都不能多吃：实际上，便秘的人需要稍微多吃些油，尤其是香油及其"前身"芝麻，这有助于改善便秘。而对于肉类，因为高蛋白食物对肠胃的刺激不足，便秘的人可以适当少吃，但并非完全不能吃。

五是误认为通便产品都是天然无害的：市场上虽然有许多非处方通便产品，但并非都天然无害。一些产品可能含有对长期健康不利的成分，如蒽醌类泻剂。因此，选择通便产品时应谨慎，最好在医生指导下使用。

中医对便秘的认识

中医认为，便秘主要由饮食不节、年老体弱、情志失调及感受外邪等因素导致，这些因素会引起肠道热结、气滞、寒凝、气血阴阳亏虚，进而造成肠道功能失常、大肠传导不利。便秘在中医上有多种称谓，如大便难、脾约、阴结、阳结等，这些称谓反映了便秘的不同病因和病机。

中医将便秘分为实秘和虚秘两大类。实秘多由热结、气滞、寒凝所致，表现为大便干结、腹胀腹痛、面红身热等症状。其中，热秘因燥热内结，耗伤津液，致使肠道干涩而便秘；气秘则因情志不畅、久坐少动等引起，导致腑气郁滞不通而便秘；冷秘由脾胃虚寒、阳气不足引起，表现为大便不干结但排出困难，伴有腹部冷痛等症状；虚秘则多由气虚、血虚、阴虚、阳虚引起，表现为大便不干但排出困难，伴有神疲乏力、面色苍白等虚证表现；气虚便秘因脾胃虚弱，运化失职，推动无力所致；血虚便秘则因产后、失血后等导致阴血亏虚，肠道失润；阴虚便秘由于阴液不足，肠道失润；阳虚便秘则因阳气不足，肠道传导无力。

在治疗上，中医强调辨证施治，根据患者的具体病情和体质，采用相应的治疗方法。实秘以清热润肠、行气导滞为主，虚秘则以益气通便、养血润肠、滋阴通便等为主。在使用中药治疗的同时，中医还注重调整饮食结构、养成良好生活习惯、调节情志等方面，以达到标本兼治的效果。

便秘的按摩治疗

按摩是缓解便秘的有效方法之一，主要通过刺激肠道蠕动和促进排便来实现。以下是一些具体的按摩方法和步骤：

一是腹部按摩：平躺在床上或坐在椅子上，用掌心或双手叠加按于腹部，按顺时针方向进行环形而有节律的抚摸或按揉。这是因为顺时针方向符合肠道的走向，有助于润肠通便。

按摩范围可以从肚脐开始逐渐扩大，每次按摩 10—15 分钟，或按揉 30—50 次 / 分。

特别注意天枢穴的按揉，该穴位位于肚脐两侧约两寸处，用手指轻轻按压并顺时针按揉 1—2 分钟，可以刺激肠道蠕动。

二是脚底按摩：坐在椅子上，双脚举起，用手掌或按摩棒按摩脚底，可以重点按压脚掌的中央和脚跟的区域，因为这些区域与肠道的反射区有关。

三是背部按摩：坐在椅子上或躺在床上，双手交叉置于胸前，用手指轻轻按摩背部，从脊柱两侧向外推压，或按摩膀胱经，以刺激肠道平滑肌的运动。也可以特别按揉肾俞穴，该穴位于足太阳膀胱经第一条侧线上，第 2 腰椎棘突下旁开 1.5 寸左右，按压该穴位可加速胃肠道蠕动。

四是其他穴位按摩：按揉足三里穴，该穴位在小腿外侧，犊鼻穴下 3 寸左右，用拇指按压并适当按摩可改善便秘。

按揉支沟穴，该穴位在前臂背面尺侧，腕背横纹上 5 寸左右，用手指轻轻往下按摩或转圈按摩，都可以缓解便秘。

五是脐部按摩：用食指和拇指捏住肚脐，轻轻向内翻动做环形按摩，每次 1—2 分钟，可以刺激肠道蠕动。

在进行按摩时，要注意力量适度、动作流畅，避免过度用力或造成不适。需要注意的是，按摩虽然能够缓解便秘，但并不适用于所有人群，孕妇和患有炎症性肠病等慢性疾病的患者应谨慎按摩。如果便秘情况持续严重或出现其他症状，应及时就医并遵循医生的建议进行治疗。

便秘的食疗

决明子蜂蜜饮

材料：决明子 10 克、蜂蜜 20 毫升。

做法：将决明子放入砂锅中，小火炒至微微发黄，待稍凉后捣碎，加适量清水煎煮 10 分钟左右，拌入蜂蜜搅匀即可饮用。

功效：决明子润肠缓泻，用于治疗肠燥便秘。蜂蜜补肾脾、润肠、润肺，利于通便。

适用人群：肠燥便秘者。

首乌红枣粥

材料：粳米 60 克、首乌 60 克、红枣 10 枚（去核）。

做法：将首乌、粳米、红枣洗净放入锅内，加适量清水，武火煮沸后转文火煲成粥，最后加入红糖煲沸即可食用。

功效：补气血、益肝肾、黑须发、养容颜。用于面色无华、未老先衰、肌肤干燥、形容憔悴、颜发早白。何首乌能补肝肾、益精血，可促进肠管蠕动；红枣可健脾养胃、润肠。二者同煮，对便秘有较好的食疗功效。

桃仁芝麻桑葚泥

材料：核桃仁、黑芝麻各 10 克，桑葚 60 克，白糖少许。

做法：将前 3 味食材共研成泥状，调入白糖，每日临睡前用温水送服。

适用人群：适用于伴有口燥咽干、腰膝酸软等肾阴虚症状的便秘患者。

松仁粥

材料：松仁 15 克、粳米 30 克。

做法：先将粳米煮成粥，再加入研磨成粉的松仁，继续煮 5 分钟。

适用人群：适用于伴有气血不足或热病伤津引起的大便秘结患者。

柏子仁粥

材料： 柏子仁 20 克、蜂蜜 30 毫升、粳米 100 克。

做法： 将柏子仁去壳、捣烂，与粳米一起放入砂锅内，加水煎煮，待粥将熟时，加入蜂蜜，再煮 2 分钟即可食用。

适用人群： 适用于伴有虚烦失眠、心悸健忘、肌肤燥痒的便秘患者。

锁阳粥

材料： 锁阳 15 克、粳米 60 克。

做法： 将锁阳洗净、切薄片，与粳米同煮成粥。

适用人群： 适用于伴有畏寒、手足不温、腰膝酸痛等肾阳虚症状的便秘患者。

红薯粥

材料：新鲜红薯 100 克、粳米 100 克、白糖适量。

做法：先将红薯洗净，连皮切成小块，与洗净的粳米一同放入锅内，加适量清水，武火煮开后，改用文火继续煮至米熟，调入白糖拌匀即成。

适用人群：空腹食用，每日 2 次，本品可健脾养胃、益气通便。

芝麻粥

材料：芝麻 10 克、粳米 100 克、白糖适量。

做法：将芝麻炒出香味备用，再将洗净的粳米放入锅内，加适量清水，武火煮开后改文火继续煮至米熟，调入芝麻和白糖，拌匀即成。

适用人群：空腹食用，每日 2 次，本品可补肾填精、润肠通便。

腹　泻

正常的大便应呈圆柱形，较软。异常的形状包括太硬、太烂甚至呈黏液或水状。腹泻是一种常见的消化系统症状，主要表现为排便次数增多和（或）大便性状改变。一般而言，每天排便次数超过 3 次即为腹泻。腹泻时大便呈稀水样、糊状或含有未消化食物，可能伴有腹胀、腹部绞痛或不适、肛门刺激感，严重者伴有恶心和呕吐。

急性腹泻多由感染引起，可能会伴有发热，口渴、尿量减少、皮肤弹性差、头晕等症状。长期腹泻可能导致营养缺乏，出现乏力和体重下降。

导致腹泻的原因很多，主要与饮食、生活习惯、精神因素、药物以及一些疾病有关。

摄入不干净的食物或饮用被污染的水可能感染细菌、病毒或寄生虫，引发腹泻。同时，暴饮暴食，食用过多生冷、辛辣、油腻、不易消化的食物，以及过敏食物，都可能刺激胃肠黏膜，导致腹泻。

不良生活习惯，如穿着过于暴露导致腹部受凉，或食用隔夜、剩菜剩饭等食物，可能导致肠胃功能蠕动增快，引发腹泻。

情绪紧张、压力大、焦虑等精神因素，会影响胃肠道的正常运转，引起腹泻。

某些药物，如抗生素、抗抑郁药、降压药、放射治疗药物、非甾体抗炎药等，在杀灭致病菌、治疗疾病的同时，也可能破坏肠道内的正常菌群，导致肠道菌群失衡或影响肠道蠕动，从而引发腹泻。

许多肠道疾病都可以引发腹泻，如炎症性肠病、肠易激综合征、肠道肿瘤、肠炎、肠结核等。一些全身性疾病，如甲亢、系统性红斑狼疮、尿毒症等内分泌性或全身性疾病，也可能引起腹泻。

需要注意的是，偶尔发生的大便形状改变，可能跟某次进食不当等原因有关，不必过于紧张。出现腹泻症状时，应及时就医咨询，明确病因后采取针对性的治疗措施，并保持良好的生活习惯和饮食习惯，有助于症状缓解。

中医对腹泻的认识

中医把腹泻称为泄泻，其病因主要包括感受外邪、饮食所伤、情志不调、禀赋不足及年老体弱、大病久病之后脏腑虚弱。外感寒湿暑热之邪伤及脾胃，使脾胃升降失司，水湿不化；或饮食不节，暴饮暴食或恣食生冷辛辣肥甘，使脾失健运，脾不升清，小肠清浊不分，大肠传导失司，最终导致泄泻。

抑郁恼怒易致肝气郁结，肝失条达，横逆克脾，或因忧思伤脾，均可致脾失健运，水湿不化而致泄泻。一些人禀赋不足，或病后体虚，或年老体弱，脏腑虚弱，脾胃虚弱，不能腐熟水谷、运化水湿，导致清浊不分，混杂而下而成泄泻。年老体衰，阳气不足，或脾胃受损，损及肾阳，或房劳过度，导致肾阳虚衰，均会使脾失温煦，运化失常，清浊不分，而成泄泻。

以中医角度来看，泄泻有虚实之分，实证多因湿盛伤脾或饮食伤脾，多呈急性表现。急性泄泻经及时治疗，可在短期内痊愈。一些急性泄泻因失治或误治，迁延日久，可由实转虚，转为久泻。虚证多见于劳倦内伤、大病久病之后，或肝木克脾，或肾阳亏虚，不能温煦脾脏，久泻以虚证为主。

常用的治疗慢性泄泻的药膳

炮姜粥

材料： 炮姜6克、白术15克、粳米30克。

用法： 将炮姜、白术、花椒、大料装在纱布包里，放入锅中加水先煮20分钟，然后下粳米煮成粥。每日1剂，分3次温服。连服1—2周。

功效： 温中健脾，散寒利湿。

主治： 寒湿泄泻、腹痛、泻下溏薄，食欲不振。

苏叶茶蛋

材料： 苏叶、红茶各15克，鸡蛋1枚。

用法： 先用水将鸡蛋煮一沸，捞出，磕破外壳。与苏叶、红茶一同放入水中，再煮10分钟，捞出鸡蛋，去掉外壳，趁热蘸酱食用。

功效： 解表散寒，温中止泻。

主治： 寒湿腹泻或感寒腹泻、腹痛便溏、胸膈痞满、恶心呕吐。

猪肚山药粥

材料： 猪肚、山药、粳米、胡椒粉。

做法： 把猪肚洗干净切成薄片，山药去皮切小块，粳米也洗干净。先把猪肚和粳米加水煮粥。煮到半熟的时候加入山药，继续煮到粥黏稠就可以调味食用。

功效： 补中益气，健脾胃。

适用： 特别适合脾胃虚寒引起的慢性腹泻。

羊肉黄芪汤

材料： 羊肉、黄芪、乌梅、食盐。

做法： 把羊肉洗干净切成小块，与黄芪、乌梅一起放进锅中加水煮汤，煮到羊肉熟烂就可趁热食用。

功效： 补气补肾、健脾开胃。

适用： 对脾肾阳虚引起的慢性腹泻有很好的调理效果。

腹　痛

肚子痛，医生常称其为腹痛，是临床上常见的症状。腹痛的病因极为复杂，绝不可掉以轻心，也不可擅自乱服药物。

腹痛可分为急性腹痛和慢性腹痛。急性腹痛可见于腹腔内的器官的急性炎症或腹膜炎症、肠梗阻、脏器扭转或破裂、腹部血管阻塞、心脏疾病所致的腹部牵涉性痛、全身性疾病所致的腹痛等。慢性腹痛更多见于腹腔脏器的慢性炎症、中毒与代谢障碍、肿瘤压迫及浸润以及胃肠神经功能紊乱等。

对于突然出现的、不明原因的腹痛应尽快到医院就诊，不可私自服用止痛药，以免延误病情。

临床上，为了便于描述，将腹部分成九个部分，用两条水平线和两条垂直线画成一个"九宫格"（图 6-1），这样就分成了左右上腹部、左右侧腹部、左右下腹部、上腹部、中腹部和下腹部。这里说的左右是指人体自身的左右，与图中所画相反。

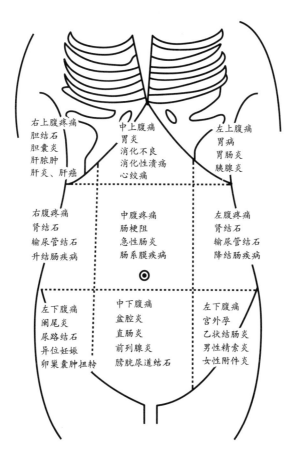

右上腹疼痛
胆结石
胆囊炎
肝脓肿
肝炎、肝癌

中上腹痛
胃炎
消化不良
消化性溃疡
心绞痛

左上腹痛
胃病
胃肠炎
胰腺炎

右腹疼痛
肾结石
输尿管结石
升结肠疾病

中腹疼痛
肠梗阻
急性肠炎
肠系膜疾病

左腹疼痛
肾结石
输尿管结石
降结肠疾病

左下腹痛
阑尾炎
尿路结石
异位妊娠
卵巢囊肿扭转

中下腹痛
盆腔炎
直肠炎
前列腺炎
膀胱尿道结石

左下腹痛
宫外孕
乙状结肠炎
男性精索炎
女性附件炎

图 6-1　腹部九分区图及对应的可能的疾病

右上腹是肝脏、胆囊所在的部位。右上腹痛可能是胆结石、胆囊炎、肝炎、肝脓肿、肝癌等。胆囊疾病往往在吃饭后症状加重，痛感可以放射到背部。

上腹部是胃、十二指肠所在的部位，上腹部疼痛、不适，主要病因有胃、十二指肠溃疡，各种类型的胃炎或消化不良，常伴有胃胀、嗳气、反酸、恶心等症状，且多与饮食有关。但是心绞痛、心梗、大叶性肺炎等也会表现为上腹部疼痛，心绞痛、心梗常伴有胸闷、心前区压迫感、气短，大叶性肺炎常伴有咳嗽、发热等症状。

左上腹有胃、胰脏和脾脏。除各种胃病外，常见有胰腺疾病，胰腺炎往往腹痛剧烈，伴有恶心、呕吐、腹胀，常于酒后、暴饮暴食后发生。胰腺炎还可能由感染和高脂血症引起。值得注意的是，一些胰腺肿瘤患者常有该部位的持续性疼痛，并放射至腰背部。

右侧腹部里主要有升结肠和右侧肾脏，该部位的疼痛可能提示升结肠病、肾脏和输尿管结石等。

中腹部的腹痛主要来源于小肠，如急性肠炎、肠梗阻等，常伴有腹泻或腹部移动性腹块；肠系膜疾病，如肠系膜血栓形成也常表现为脐区疼痛。此外，铅中毒患者的症状之一也是以肚脐周围为主的腹痛。

左侧腹有降结肠和左侧肾脏。左侧腹疼痛可能为降结肠疾病、肾脏和输尿管结石等。

右下腹有盲肠、阑尾以及生殖系统、泌尿系统的脏器。

右下腹部疼痛常来源于阑尾、结肠、输尿管、卵巢等，如阑尾炎、升结肠肿瘤、尿路结石、卵巢囊肿蒂扭转等。

下腹部的主要脏器有子宫、膀胱和直肠。要注意子宫、膀胱和肠道疾病，比如盆腔炎、慢性前列腺炎和睾丸炎、直肠炎、膀胱和尿道结石与炎症等。

左下腹有乙状结肠、左侧输尿管、卵巢等。该区域不适，可能是乙状结肠炎症、男子精索炎、女子附件炎或宫外孕等。

遇到腹痛，医生最爱问的九个问题

（1）腹痛的出现有诱因吗？是突然发生还是逐渐出现？

（2）腹痛发生的部位是整个腹部还是限于某个部位？

（3）腹痛的性质是什么样的？胀痛、跳痛、钻痛、冷痛、绞痛、裂开样痛、刀割样痛还是隐痛？

（4）腹痛伴有哪些症状，如腹泻、便秘、反酸等？

（5）腹痛经常出现在一天中的哪个时间段，持续多久？

（6）腹痛有规律吗？打喷嚏、咳嗽、用力排便会加重腹痛吗？

（7）腹痛的严重程度是否影响生活和睡眠？

（8）有无全身性疾病或者腹部疾病如胆结石、胃炎等？

（9）此前是否因为腹痛接受过治疗，诊断结果是什么？用过的哪些药物有效，哪些药物无效？

治疗慢性腹痛的药膳

如果是慢性腹痛，除了平时注意饮食、生活习惯外，可以适当服用药膳，帮助改善症状。这些药膳食谱可以根据个人体质和具体症状进行选择，但请记得在实际应用前咨询医生或营养师的建议。

黄芪饴糖粥

材料：黄芪 10 克、米 50 克、饴糖 15 克。

做法：取黄芪 10 克，加入适量水煎煮取汁，然后加入白米 50 克，煮成稠粥，服时加饴糖 15 克，早晚温热各服 1 次。

功效：健脾益气。

主治：适用于脾胃气虚腹痛。

扁豆山药粥

材料：扁豆干 20 克、山药 20 克（鲜山药 100 克）、粳米 30 克。

做法： 扁豆干、山药、粳米，文火煮稠，食时加少许红糖。

功效： 健脾益气。

主治： 适用于脾胃虚弱型腹痛。

茴香红糖水

材料： 小茴香 10 克、红糖适量。

做法： 小茴香水煎取汁，加红糖适量服饮。

功效： 温中散寒行气。

主治： 适用于气滞腹痛。

丁香肉桂红糖煎

材料： 丁香 10 克、肉桂 1 克、红糖适量。

做法： 丁香、肉桂煎水，加红糖调服，每日 3 次。

功效： 温中散寒。

主治： 适用于虚寒腹痛。

良姜粥

材料：南粳米50克、红枣5枚、砂糖适量、葱白2根、良姜粉5克。

做法：南粳米、红枣、砂糖、葱白放入砂锅内，加水500毫升，煮成米粥，然后取良姜粉调入粥中，再煮片刻，早晚温热服，5天为1疗程。

功效：温中散寒。

主治：适用于脾胃虚寒型腹痛。

山神粥

材料：山楂60克、神曲20克、粳米40克、红糖10克。

做法：用纱布将山楂、神曲包好，放入锅中，加水适量，煎煮半小时后去药包，加入粳米煮成粥，熟时加入红糖调味服食。

功效：健脾和胃、消食导滞。

主治：消化不良的慢性腹痛和腹胀。

预备知识 1

中医眼中的人体物质组成——精、气、血与津液

精

中医认为，气血津液是构成和维持人体生命活动的基本物质。精气血津液既是脏腑、经络、形体、官窍等功能活动的产物，又是其功能活动的物质基础。

（一）人体之精的基本概念

人体之精有广义、狭义之分。广义的精是指人体的一切精微物质，狭义的精专指生殖之精。精贮藏于脏腑、形体、官窍之中，并流动于脏腑、形体、官窍之间，是构成和维持人体生命活动的精微物质及生命繁衍的根源。

（二）人体之精的生成、贮藏和输泄

1. 人体之精由禀受于父母的先天之精及来源于吸入清气与水谷精微的后天之精相融合而生成。先天之精是生命的本原物质，受之父母，先身而生，是构成人体胚胎和繁衍后代的基本物质。古人通过对生殖现象的观察和体验，认识到男女生殖之精结合能产生新的生命个体。后天之精与先天之精相对而言，是人出生之后，从自然界吸入的清气及从饮食中摄取的营养精华，在脏腑气化作用下生成的精微物质。后天之精由脾肺等脏腑转输至全身。人体之精，以先天之精为本，赖后天之精的不断充养。先、后天之精彼此促进，人体之精则充盛盈满。

2. 精的贮藏。人体之精贮藏于脏腑身形中。肾所藏先天之精，作为生命本原，在胎儿时期便贮藏于肾中。后天之精则经由脾肺等输送到各脏腑，化为各脏腑之精，并将部分输送于肾中，以充养肾所藏的先天之精。各脏所藏之精，是其功能活动的物质基础。由于先天之精主要藏于肾，并在后天之精的滋养下化为生殖之精以繁衍生命，因而称肾为"先天之本"。

3. 精的输泄。精的输泄主要有两种形式：一是分藏于各脏腑，濡养脏腑，并化气以推动和调节其功能活动；二是生殖之精的疏泄以繁衍生命。

精布散于全身，不仅作为构成人体的基本物质，而且与血、津液等物质相互化生，以多种形式促进脏腑生理功能的发挥，是人体各脏腑生理活动不可缺少的物质基础。

生殖之精以先天之精为主体，在后天之精的资助下化生。人体生长发育至女子"二七"、男子"二八"，随着肾精的不断充盛，肾气充沛，天癸按时而至。肾精的一部分在天癸的作用下，化为生殖之精以施泄。男女之精相合，孕育胎儿。

（三）人体之精的功能

精宜闭藏而静谧，相对于气之运行不息，其性属阴，具有重要的生理功能。

先天之精具有遗传功能，其在后天之精滋养下所生成的生殖之精，具有繁衍生命的作用。生殖之精承载着生命遗传物质，是新生命的"先天之精"，因此，精是生命的本原。

人体之精是机体生长发育的物质基础，具有推动和促进人体生长发育的重要作用，尤其是肾精的充盈与否直接影响机体的生长发育状态。伴随肾中精气的盛衰，人体呈现生、长、壮、老、已的自然生命过程。

精能濡养、滋润脏腑、形体、官窍。先天之精与后天之精充盛，则脏腑之精充盈，各种生理功能得以正常发挥。若先天禀赋不足，或后天之精化生乏源，则脏腑之精亏虚，濡养、滋润功能减退，进而导致脏腑功能减退。如肾精亏损，则见生长发育迟缓、未老先衰，或性功能减退致生育能力下降；脾精不足，则见营养不良，气血衰少；肺精不足，则见呼吸障碍、皮毛干枯无泽等症状。

精可化气。先天之精化生元气，水谷之精化生营卫之气，脏腑之精化为脏腑之气。精能化血，是血液生成的来源之一。精足则血旺，精亏则血虚。

精可化神。精与神的关系，即物质与精神的关系。精是神的物质基础，而神对精的生成、输泄又具有促进和调控作用。

精具有保卫机体、抵御外邪入侵的功能。精足则正气盛，抗邪力强，不易受外邪侵袭。

人体之气

（一）人体之气的概念

人体之气，是构成人体各脏腑组织，并运行于全身的精微物质。人体之气，来源于父母的先天之气、饮食化生的水谷精气和自然界的清气，通过肾、脾胃和肺等脏腑生理功能的综合作用而生成。在中医学术语中，气在不同语境下表达不同的意义，如六气指风、寒、暑、湿、燥、火六种正常的气候变化，邪气指各种致病因素的统称，药物之气指药性等。

（二）人体之气的运动与变化

人体之气是运动不息的，生命过程即气的运动及其所产生的各种变化的过程。气的运动称为气机。人体之气的运动一般归纳为升、降、出、入四种基本形式。人体之气的升与降、出与入是对立统一的矛盾运动，体现了脏腑功能之间的协调平衡。气的运动正常称为气机调畅，包括升降出入运动的平衡协调和畅通无阻的状态。气的升降出入运动是人体生命活动的根本，一旦停息，就意味着生命活动的终止。

气化，指气的运动所产生的各种变化，在人体具体表现为精、气、血、津液等生命物质的生成及其相互转化过程。气化过程的有序进行是脏腑生理活动相互协调的结果。

（三）人体之气的功能

在人体内，气是构成和维持人体生命活动的基本物质，运动不息，维持着人体的生命进程。气的功能主要体现在推动、温煦、防御、固摄四个方面。

气的推动作用，指气的激发兴奋和促进的作用，主要体现在激发和促进人体的生长发育与生殖功能，激发和促进各脏腑经络的生理功能，激发和促进精、血、津液的生成与运行，激发和兴奋精神活动。

气的温煦作用，指阳气温煦人体的作用，主要体现在以下几个方面：维持相对恒定的体温；温煦脏腑、经络、形体、官窍，维持其正常生理活动；温煦精、血、津液，维持其正常运行输布与排泄。

气的防御作用，指其护卫肌表、抗御邪气的作用。气的防御不仅可以抵御外邪的入侵，也可驱邪外出。

气的固摄作用指其对体内液态物质的固护统摄和控制，使其不会无故丢失。主要体现在固摄血液，防止其溢出脉外；固摄汗液、唾液、尿液、胃液、肠液等，防止其丢失；固摄精液、经血，防止妄泄。

血

（一）血的概念

中医所说的血就是血液，是行于脉中，循环流注于全身，具有营养和滋润作用的红色液态物质。脉是血液运行的管道，故称为"血府"。

（二）血的生成

水谷精微和肾精是血液化生的基础物质。脾胃为血液生化之源，脾胃运化水谷所产生的营气和津液是血液的主要成分，脾胃运化功能的强弱和饮食水谷的充足与否直接影响着血液的化生。肾藏精，精生髓，髓化血，故肾精充足则血液化生有源。血的生成与心肺的关系也十分密切，脾胃运化生成的水谷精微上注于心脉与肺脉，与肺吸入的清气相融合，在心气的作用下变化而形成血液。

（三）血的运行

血液运行于脉中循环不已，流布全身，其正常运行受很多因素的影响，同时也是多个脏腑共同作用的结果。血的运行有赖于气的推动、温煦和固摄作用。气的推动作用是血液运行的动力，血得温则行，得寒则凝。气的固摄作用使血液行于脉中而不溢出脉外。血行脉中，脉为血府。脉道的完好无损和通畅无阻也是保证血液正常运行的重要因素。

血液的运行与心、肺、肝、脾等脏腑功能密切相关。心主血脉，心气是推动血液运行的动力，在血液循行中起主导作用；肺朝百脉，主治节，能助心行血。肺气宣发肃降，调节一身的气机，通过气的升降出入运动，推动血液运行全身。

（四）血的功能

血液具有营养和滋润全身的功能，也是机体精神活动的主要物质基础。《景岳全书·血证》中说，"凡为七窍之灵，为四肢之用，为筋骨之和柔，为肌肉之丰盛，以至滋脏腑，安神魂，润颜色，充营卫，津液得以通行，二阴得以调畅，凡形质所在，无非血之用也。是以人有此行，唯赖此血，故血衰则形萎，血败则形坏。而百骸表里之属，凡血亏之处，则必随所在而各见其偏废之病"。

津　液

（一）津液的概念

津液是人体内一切正常水液的总称，包括脏腑、形体、官窍的内在液体及其正常的分泌物。

津的质地清稀，流动性大，布散于体表、皮肤、肌肉和孔窍，能够渗入血脉，起滋润作用。液的质地浓稠，流动性小，灌注于骨节、脏腑、脑髓等，起濡养作用。

（二）津液的生成、输布和排泄

津液来源于水谷精微。津液的生成主要与脾胃运化、小肠泌别清浊、大肠主津等功能相关。津液的输布主要依靠脾、肺、肾、肝和三焦等脏腑的协调配合。脾输布津液主要通过两条途径：一是将津液上输于肺，通过肺气的宣发肃降使津液输布于全身；二是直接将津液向四周播散至全身。肺为水之上源，肺气宣发将津液输布至人体上部和体表，肺气肃降将津液输布至肾和膀胱及人体下部。肾中阳气对于津液的布散具有温煦推动的作用。

津液的排泄主要通过尿液和汗液来完成，此外呼吸和粪便也会带走部分津液。与津液的排泄相关的脏腑主要有肾、肺、脾。

（三）津液的功能

津液的生理功能主要有滋润濡养和充养血脉两个方面。津的质地清稀，具有很好的滋润作用，布散于体表，能滋润皮毛肌肤；输注于孔穴，能滋润鼻、目、口、耳等关窍。液的性状较为稠厚，以濡养作用为主，灌注濡养脏腑，充养骨、髓、脑，流注关节，使关节滑利。津液渗入血脉化生血液。津液和血液都来源于水谷精气，同出一源，两者相互滋生，相互转化，相互影响，故有"津血同源"之说。

预备知识 2

中医眼中的人体生理学
——藏象与经络

藏　象

藏象与经络是中医理论体系的核心。藏象是阐述人体脏腑生理功能、病理变化及其相互关系的理论。经络则是研究人体经络系统的组成、循行分布、生理功能与病理变化，及其与脏腑、形体官窍、气血相互关系的理论。由于篇幅所限，本节仅对藏象和经络的内容做简要介绍。

藏象，又称"脏象"，是脏腑生理功能与疾病的外在表现。在中医理论体系中，根据内脏的形态结构和生理功能特点，把内脏分为脏、腑和奇恒之腑三类。脏，也称五脏，内部组织相对充实，是化生和贮藏精气的场所，也是神识所居之处。腑，也就是六腑，多呈中空或管状结构，是容纳和传化水谷的场所。奇恒之腑在功能上贮藏精气，与五脏相似，形态中空，与六腑相似，似脏非脏，似腑非腑，所以被称为奇恒之腑。

中医理论体系中，以五脏为核心，将人体划分为五个生理系统。脏腑、形体、官窍通过经络相互联系，在功能上相互配合，在疾病时相互影响。五脏功能系统既相互促进又相互制约，维持人体整体功能的协调平衡。

（一）五脏

1. 心

心居于胸中，处于两肺之间，膈膜之上。在五行中属火，为阳中之太阳。心主宰人体的整体生命活动，故称心为"君主之官""生之本""五脏六腑之大主"。心的主要功能有：心主血脉，心藏神。

（1）心主血脉

心气推动和调控血液在脉管中运行，使血液流注全身，输送营养物质到达全身脏腑、器官和形体，维持人体正常的生理功能和生命活动。这包括心气行血和心生血两个方面。心气行血是指心气推动和调控血液运行，输送营养物质于全身；心生血则是指心参与血液的生成过程，即脾胃化生的水谷精微上输于心肺，经过心阳的温煦后转化为血液。血液的正常运行依赖于心气充沛、血液充盈和脉道通利三个条件。

（2）心主神志

心主神志，又称心主神明或主神志，指心有统率全身脏腑、经络、形体、官窍的生理活动，并主司精神、意识、思维和情志等心理活动的功能。心主神志与心主血脉密切相关，气血津液是人体脏腑功能活动的物质基础，而神志是心脏生理功能的一种表现，血液是神志活动的物质基础。心的气血充盈，则神识清晰，思考敏捷，精力充沛；若心血不足，常导致心神的病变，如心烦、失眠、多梦、健忘等症状。

在中医理论中，心主管喜悦的情绪，所以人开心时会表现出愉悦的神情；心的功能状态体现在脉搏的变化上，可通过把脉来判断；心的健康状况会反映在面部气色上，如面色红润或苍白；心开窍于舌，所以舌头的状态能反映心的健康；心与汗液分泌有关，这就是为什么运动时心跳加快会出汗；心的功能在炎热的夏季最为旺盛；而在脏腑配对关系上，心与小肠相互配合、相互影响。

2. 肺

肺居于胸中，左右各一，覆于心之上。在五行中属金，为阳中之少阴。肺的主要生理功能是：肺主气，司呼吸；主宣发肃降；通调水道；朝百脉和主治节。

（1）肺主气，司呼吸

A. 司呼吸

肺是体内外气体交换的场所，通过肺的呼吸作用不断吸入清气，排出浊气，实现机体与外界环境之间的气体交换，以维持人体的生命活动。这一过程实际上是肺气的宣发与肃降作用在气体交换过程中的具体表现。肺气宣发，浊气得以呼出；肺气肃降，清气得以吸入。肺气的宣发与肃降作用协调有序，呼吸便能均匀通畅。

B. 肺主一身之气

肺不仅主司呼吸之气，还主一身之气，即肺有主司一身之气的生成和运行的作用。肺通过一呼一吸的运动，调节全身气机的升降出入，在气的生成、运行和调节中发挥着关键作用。

（2）肺主宣发肃降

宣发和肃降是肺的重要生理功能。宣发指的是向上和向外周布散，肃降指的是清肃、洁净和下降。肺的宣发功能使其能将精微物质输布全身，滋养各脏腑组织；通过肃降功能，将代谢废物和多余水分下输至肾或膀胱，维持体内环境的清洁与稳定。

（3）肺通调水道

肺通过其宣发肃降作用，参与并调节水液代谢，确保水液在体内的正常分布与排泄，维持水液平衡。肺气的宣发肃降对水液的输布、运行和排泄起着疏通调节作用，预防水湿痰饮等病理产物的形成。

（4）肺朝百脉，主治节

肺具有辅助心脏推动血液运行于全身的作用，全身的血液都通过经脉聚会于肺，经过肺的呼吸进行气体交换，再输送到全身。同时，肺还治理调节着全身的气机、气血以及津液的运行，保持气血运行的和谐有序。

在中医理论中，肺主管人的精神意志和忧愁情绪；肺的状态反映在皮肤的光泽和毛发的健康上；以鼻子为开窍之处，与鼻涕分泌相关；其功能在秋季最为旺盛；在脏腑配对关系上，肺与大肠相互配合。

3.脾

脾位于腹腔上部，横膈下方，与胃相连。在五行中属土，为阴中之至阴。脾的主要生理功能有：主运化、主升清、主统血。

（1）脾主运化

脾被誉为"后天之本"，是人体消化吸收、转化饮食水谷为精微物质（营养成分）的关键器官。脾的运化功能包括运化水谷和运化水液两个方面。运化水谷是指脾将摄入的食物消化吸收，转化为人体所需的营养物质，并输送到全身各处，滋养脏腑组织。运化水液则是指脾调节体内水液的代谢，维持水液的平衡分布与排泄。脾的运化功能正常，则人体气血充盈，水液代谢有序，身体健康。

（2）脾主升清

脾主升清，是指脾能将水谷精微等营养物质上输于心肺，进而通过心肺的作用化生气血，营养全身。同时，脾还能升提内脏，保持内脏位置的相对稳定，防止内脏下垂。脾的升清功能正常，则人体气机顺畅，气血充足，精神饱满。

（3）脾主统血

脾主统血，是指脾具有统摄血液在脉中运行，防止血液溢出脉外的功能。脾的统血功能正常，则血液循行有序，不致出血；若脾失统血，则会出现各种出血症状，如便血、尿血、崩漏等。

脾主管思维和肌肉四肢，负责口腔、嘴唇和唾液的功能，与胃互相配合，在长夏季节最为旺盛，并调节人体在四季的运转。

4.肝

肝位于腹腔，横膈之下，右胁之处。肝在五行中属木，为阴中之少阳。肝的主要生理功能有：肝主疏泄，主藏血。

（1）主疏泄

肝脏负责调节气机，保持气血流通，确保身体各部位得到充足的营养和氧气供应。

肝气疏泄正常时，有助于促进脾胃的运化功能和胆汁的分泌排泄，并调畅情志，使人的情绪保持稳定和愉快。

肝气还具有促进男子排精与女子排卵行经的作用。

如果肝气郁结，可能导致气血运行受阻，出现疼痛、肿胀、情绪抑郁、易怒、焦虑等症状。

（2）主藏血

肝脏具有储藏血液的功能，可以在人体休息时储存多余的血液，并在运动时释放以满足身体的需求。

肝藏血还可以调节血量，根据生理需要调节人体各部分血量的分配。

肝脏储藏的血液可以濡养肝脏及其形体官窍，如筋目等，使其发挥正常的生理功能。

肝血充足还是女子月经来潮的重要保证，并有助于防止出血。

肝藏魂，在志为怒，在体合筋，其华在爪，在窍为目，在液为泪，肝应春。肝与胆相表里。

5. 肾

肾位于腰部，脊柱两侧，左右各一。肾在五行中属水，为阴中之太阴。肾的生理功能主要包括藏精、主水、主纳气、主骨生髓四方面。

（1）肾藏精

肾为先天之本，藏精之脏。肾精是人体生命活动的物质基础，包括生殖之精和脏腑之精。肾精的盛衰直接关系人体的生长发育、生殖能力以及脏腑功能的强弱。肾精充足，则人体发育正常，生殖能力旺盛，脏腑功能强健；肾精亏虚，则人体发育迟缓，生殖能力下降，脏腑功能衰弱。

（2）肾主水

肾主水，是指肾具有调节体内水液代谢的功能。肾通过气化作用，将体内多余的水液化为尿液排出体外，同时保留有用的水液以滋养身体。肾的主水功能正常，则体内水液代谢平衡，无水肿、尿少等症状；若肾失主水，则会出现水肿、尿少、尿闭等水液代谢障碍。

（3）肾主纳气

肾主纳气，是指肾具有摄纳肺所吸入的清气，保持吸气的深度，防止呼吸表浅的作用。肾的纳气功能正常，则呼吸深长有力，气息均匀；若肾不纳气，则会出现呼吸表浅、动则气喘等症状。

（4）肾主骨生髓

肾主骨生髓，是指肾精充足则骨骼强健，骨髓充盈。肾精能生髓养骨，使骨骼坚韧有力，牙齿坚固；同时，肾精还能化生脑髓，充养脑海，使思维敏捷，记忆力强。若肾精不足，则会出现骨骼脆弱、牙齿松动、记忆力减退等症状。

肾藏志，在志为恐，在体合骨，其华在发，肾在窍为耳及二阴，在液为唾，肾应冬。肾与膀胱相表里。

（二）六腑

1. 胆

胆位于右胁，附于肝之短叶间。胆的主要生理功能是贮藏排泄胆汁和主决断。胆汁来源于肝，所以胆汁的生成、贮藏、排泄均受肝的疏泄功能调节。由于胆汁源于精气，胆内不能直接受盛水谷，故胆又归为"奇恒之腑"。

2. 胃

胃位于膈下，腹腔上部，上接食管，下通小肠，与脾以膜相连。胃的主要生理功能是主受纳和腐熟水谷。胃主通降，喜润恶燥。

3. 小肠

小肠位于腹中，上端与胃在幽门相接，下端与大肠在阑门相连。小肠的主要生理功能是主受盛化物、泌别清浊、主液。

4. 大肠

大肠位于腹腔之中，其上口在阑门处与小肠相接，下端连接肛门。大肠的主要生理功能是主传导糟粕和输布津液。

5. 膀胱

膀胱位于下腹，与肾相连，下接尿道，开口于前阴。膀胱的主要生理功能是贮存和排泄尿液。

6. 三焦

三焦是分布于胸腹腔的一个大腑。三焦的主要生理功能是运行津液和通行元气。膈以上的部位，包括心肺两脏，以及头面部归属上焦，也有将上肢归属于上焦的观点。横膈以下、脐以上的部位，包括脾胃、小肠、肝胆等脏腑归属于中焦。脐以下的部位为下焦，包括肾、大肠、膀胱、女子胞、精室等脏腑。也有医家将下肢归属于下焦。

（三）奇恒之腑

1. 脑

脑位于颅内，为髓汇聚而成，故又名"髓海"。脑与脊髓相通。脑的主要生理功能是主宰生命活动、精神活动和主感觉运动。

2. 髓

髓，即骨髓，是骨腔中膏状的精微物质。髓的功能是充养脑、滋养骨骼、化生血液。

3. 女子胞

女子胞，即子宫，位于下腹，膀胱之后，直肠之前。女子胞的功能是发生月经，孕育胎儿。

经　络

经络是经脉和络脉的总称，是人体运行气血，联络脏腑，沟通内外，贯穿上下的路径。经脉是经络系统的主干，络脉是经脉的分支。经脉与络脉相互衔接，遍布全身，将人体脏腑关窍、四肢百骸连接成统一的有机整体。并通过经络之气调节全身各部的功能，通行气血，协调阴阳，从而使人体保持协调平衡。

（一）经络系统的组成

经络系统由经脉和络脉组成。经脉包括十二正经、奇经八脉以及附属于十二正经的十二经别、十二经筋、十二皮部。络脉包括十五络脉和浮络、孙络等。

（二）十二正经

十二正经包括手、足三阳经，手、足三阴经。十二正经是经络系统的核心，是十二脏腑所络的经脉。

1. 走行规律

手三阴经起于胸中，循上肢内侧，走向手指端。手三阳经起于手指端，循上肢外侧走向头面部。足三阳经起于头面部，下行经躯干，循下肢外侧，走向足趾端。足三阴经起于足趾端，经下肢内侧走向腹部、胸部。

2. 交接规律

相表里的阴经与阳经在四肢末端交接，同名的手足阳经在头面部交接，手、足阴经在胸中交接。

3. 分布规律

手三阳经止于头，足三阳经起于头。手足六条阳经交会于头面，故称"头为诸阳之会"。阳经分布特点为：阳明在前，少阳在侧，太阳在后。

手三阴经均从胸行至腋下。手三阳经行于肩和肩胛骨。足三阳经自上而下走行：阳明经行于前（胸腹部），太阳经行于后（背部），少阳经行于躯体两侧。足三阴经自下而上均行于胸腹部。十二经脉在胸腹部的分布规律由内向外依次为足少阴肾经、足阳明胃经、足太阴脾经和足厥阴肝经。

4. 表里关系

表	手阳明大肠经	手少阳三焦经	手太阳小肠经	足阳明胃经	足少阳胆经	足太阳膀胱经
里	手太阴肺经	手厥阴心包经	手少阴心经	足太阴脾经	足厥阴肝经	足少阴肾经

5.气血流注次序

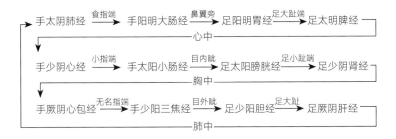

十二经别，是从十二经脉别行而离合出入，深入体腔的支脉，为十二经脉的最大分支。其生理作用、病理变化均与十二经相一致。十二经筋是十二经脉之气濡养筋肉骨节的体系，附属于十二经脉的系统。十二皮部是十二经脉功能活动反映于体表的部位。

（三）奇经八脉

奇经八脉是指督脉、任脉、冲脉、带脉、阴跷脉、阳跷脉、阴维脉、阳维脉的总称。奇经八脉的分布循行不像十二正经那样规律，与脏腑没有直接的相互络属关系，彼此之间也没有表里配合关系。奇经八脉具有联络统率、调节十二正经的作用。奇经八脉在循行分布过程中不但与十二正经交叉相接，加强十二正经之间的联系，补充十二正经在循行分布上的不足，而且将部位相近、功能相似的经脉联系起来，达到统率有关经脉气血、协调阴阳的作用。奇经八脉与肝、肾等脏以及脑、髓、女子胞等奇恒之腑有较为密切的联系。